Aus dem Programm Huber
**Klinische Praxis**

# Bücher beim Verlag Hans Huber
# über Therapie mit Kindern

Russel A. Barkley
**Das große ADHS-Handbuch für Eltern**
Verantwortung übernehmen für Kinder mit Aufmerksamkeitsdefizit
und Hyperaktivität
453 Seiten (ISBN 3-456-83819-0)

Tammie Ronen
**Kognitive Verhaltenstherapie mit Kindern**
Wege zur Selbstkontrolle bei Störungen der sozialen
und emotionalen Entwicklung
235 Seiten (ISBN 3-456-83428-4)

Marian Sigman und Lisa Capps
**Autismus bei Kindern**
Ursachen, Erscheinungsformen und Behandlung
207 Seiten (ISBN 3-456-83494-2)

Ulrike Schäfer
**Musst du dauernd rumzappeln?**
Die hyperkinetische Störung: Ein Ratgeber
Zweite korrigierte und ergänzte Auflage
99 Seiten (ISBN 3-456-83520-5)

Ulrike Schäfer
**Depressionen im Kindes- und Jugendalter**
Ein kurzer Ratgeber
81 Seiten (ISBN 3-456-83222-2)

Virginia Waters
Dieter Schwarz, Ralf Gravemeier, Matthias Grünke
**Fritzchen Flunder und Nora Nachtigall**
Sechs rational-emotive Geschichten zum Nachdenken für
Kinder, mit Kommentaren und Interpretationshilfen für Eltern und Erzieher
165 Seiten (ISBN 3-456-84033-0)

Weitere Informationen über unsere Neuerscheinungen finden Sie im Internet unter:
http://verlag.hanshuber.com oder per E-Mail an: verlag@hanshuber.com

Miriam Ben-Aaron
Judith Harel
Hayuta Kaplan
Raya Patt

# Beziehungsstörungen in der Kindheit

## Eltern als Mediatoren: Ein Manual

Aus dem Englischen übersetzt von Matthias Wengenroth

Verlag Hans Huber
Bern · Göttingen · Toronto · Seattle

Titel der Originalausgabe: *Mother-Child and Father-Child Psychotherapy. A Manual for the Treatment of Relational Disturbances in Childhood.*
© Whurr Publishers 2001
First published by Whurr Publishers Ltd., represented by Cathy Miller Foreign Rights Agency, London, England. All rights reserved

Lektorat: Dr. Peter Stehlin, Gaby Burgermeister
Herstellung: Peter E. Wüthrich
Druckvorstufe: Matthias Wengenroth
Umschlag: Atelier Mühlberg, Basel
Druck und buchbinderische Verarbeitung: AZ Druck und Datentechnik GmbH, Kempten
Printed in Germany

*Bibliografische Information der Deutschen Bibliothek*
Die Deutsche Bibliothek verzeichnet diese Publikation in der Deutschen Nationalbibliografie; detaillierte bibliografische Daten sind im Internet über http://dnb.ddb.de abrufbar.

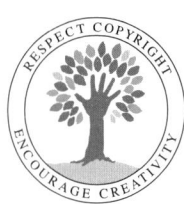

*Anregungen und Zuschriften bitte an:*
Verlag Hans Huber
Länggass-Strasse 76
CH-3000 Bern 9
Tel: 0041 (0)31 300 4500
Fax: 0041 (0)31 300 4593
E-Mail: verlag@hanshuber.com
Internet: http://verlag.hanshuber.com

1. Auflage 2004
© 2004 für die deutsche Ausgabe by Verlag Hans Huber, Bern
ISBN 3-456-84077-2

# Inhalt

# Autoren

**Miriam Ben-Aaron** Leitende Klinische Psychologin und Entwicklungspsychologin, Postgraduiertenprogramm für Psychotherapiestudien, Fachbereich Psychologie, Universität Haifa. Beraterin der Haamakim Klinik, Gründerin und ehemalige Leiterin des Zentrums für die Psychologische Entwicklung des Kindes, Gesundheitsministerium.

**Peter Fonagy** Inhaber des Sigmund-Freud-Gedächtnislehrstuhls am University College London. Forschungsleiter, Anna Freud Centre. Direktor am Zentrum für Kind und Familie und Zentrum für Ergebnisforschung und Wirksamkeit, Menninger Foundation

**Dina Glat** Klinische Psychologin, Leitende Pädagogische Psychologin, Klinische Tutorin des Postgraduiertenprogramms für Psychotherapiestudien, Fachbereich Psychologie, Universität Haifa.

**Judith Harel** Leitende Klinische Psychologin und Entwicklungspsychologin, Hanna-Khoushy-Zentrum für die Entwicklung des Kindes – Bnei-Zion-Zentrum für Medizin, Dozentin am Fachbereich Psychologie, Postgraduiertenprogramm für Psychotherapiestudien, Abteilung für Psychologie, Universität Haifa.

**Hayuta Kaplan** Leitende Klinische Psychologin, Zentrum für die Psychologische Entwicklung des Kindes, Gesundheitsministerium, Postgraduiertenprogramm für Psychotherapiestudien, Fachbereich Psychologie, Universität Haifa.

**Raya Patt** Leitende Klinische Psychologin und Entwicklungspsychologin, Zentrum für die Psychologische Entwicklung des Kindes, Gesundheitsministerium, Postgraduiertenprogramm für Psychotherapiestudien, Fachbereich Psychologie, Universität Haifa.

**Edna Raz** Leitende Sozialarbeiterin, Hanna-Khoushy-Zentrum für die Entwicklung des Kindes – Bnei-Zion-Zentrum für Medizin, Dozentin des Postgraduiertenprogramms für Psychotherapiestudien, Fachbereich Psychologie, Universität Haifa.

**Mary Target** Dozentin für Psychoanalyse, University College London, Stellvertretende Forschungsleiterin, Anna Freud Centre.

**Ariela Wasserman** Klinische Psychologin, Dozentin des Postgraduierten-programms für Psychotherapiestudien, Fachbereich Psychologie, Universität Haifa.

**Michal Winer** Klinischer Psychologe, Klinischer Tutor des Postgraduier-tenprogramms für Psychotherapiestudien, Fachbereich Psychologie, Universität Haifa.

# Dank

Wir danken Mary und Julian Target für die Bearbeitung der englischen Übersetzung des Manuals.

Der hier vorgestellte Ansatz ist als Ergebnis der Arbeit vieler Kinderpsychotherapeuten zu sehen, die von der Notwendigkeit überzeugt sind, die Eltern – Mutter und Vater – als zentrales Vehikel für Veränderungen in den therapeutischen Prozess mit einzubeziehen.

Die Psychotherapeuten, unsere Mitarbeiter, Kollegen und Studenten, die an verschiedenen klinischen Institutionen mit den unterschiedlichsten Klientelen arbeiten, sind viel zu zahlreich, um hier einzeln aufgeführt zu werden. Wir danken ihnen allen für die gehaltvollen Diskussionen und den fruchtbaren Austausch aus vielen Jahren.

# Psychoanalytische Psychotherapie mit Kindern: Der historische Hintergrund

*Peter Fonagy und Mary Target*

## Was ist psychodynamische Psychotherapie?

Der Begriff psychodynamische Psychotherapie steht für eine Vielfalt von Behandlungsansätzen. So gibt es die Kinderanalyse (Sandler et al., 1980), Therapieformen mit einer Sitzung pro Woche im Einzelsetting (Kernberg, 1995), in der Gruppe (Rose, 1972), in der Familie (Selvini et al., 1978) und viele andere. Psychodynamische Therapieansätze unterscheiden sich dahingehend voneinander, in welchem Maß bei ihnen expressive versus supportive Techniken zum Einsatz kommen (Luborsky, 1984) und welche Betonung sie auf spielerische (Schaefer & Cangelosi, 1993; Simon, 1992) und auf dramatische (Johnson, 1982) Elemente legen. Zudem gibt es bedeutende Unterschiede auf der theoretischen Ebene. Diese überlappen sich teilweise mit unterschiedlichen Auffassungen hinsichtlich des therapeutischen Vorgehens, hinter denen divergierende Ansichten in Fragen der psychischen Entwicklung und der Psychopathologie stehen (King & Steiner, 1991).

Die psychodynamischen Ansätze verbindet hingegen die Auffassung, dass psychische Störungen die Folge motivationaler Konflikte sind. Dabei wird meistens davon ausgegangen, dass die beteiligten motivationalen Kräfte unbewusst sind und der Konflikt, den sie verursachen, intrapsychischer Art ist (z. B. Brenner, 1982). Dass Ansätze, die interpersonale Konflikte im Vergleich zu intrapsychischen in den Vordergrund stellen (Klerman et al., 1984), in der psychodynamischen Theoriebildung an Boden gewinnen würden, lässt sich in dieser grundsätzlichen Form nicht behaupten. Ihre therapeutische Wirkung entfaltet die psychodynamische Behandlung nach allgemeiner Auffassung dadurch, dass der Einzelne darin unterstützt wird, sich seiner ihm innewohnenden Fähigkeiten zur Einsicht und zur emotiona-

11

len Sensibilität zu bedienen. Gefördert wird dies durch die therapeutische Beziehung und insbesondere dadurch, dass der Therapeut dem Patienten seine Sicht der motivationalen Konflikte des Patienten sowie dessen Reaktionen auf diese Konflikte vermittelt. Damit soll der Patient in die Lage versetzt werden, seine wenig hilfreichen Strategien, die ihn dazu gebracht haben, psychotherapeutische Hilfe in Anspruch zu nehmen, durch tragfähigere Lösungen zu ersetzen. In diesem Sinn handelt es sich bei der hier beschriebenen Mutter-Kind- und Vater-Kind-Therapie um eine genuin psychodynamische Behandlungsform.

## Theoretische Ansätze in der psychodynamischen Therapie

Psychodynamische Ansätze in der Kindertherapie beruhen auf unterschiedlichen theoretischen Grundlagen. Die ursprünglichen Formulierungen Freuds zur psychischen Entwicklung (Freud, 1905) besagen, dass im Kind ein stets nur teilweise erfolgreicher Kampf konstitutionell angelegt ist, bei dem es seine sexuellen und aggressiven Instinkte mit den Anforderungen einer zivilisierten Gesellschaft in Einklang bringen muss. Freud (1933) malt ein Bild vom Kind als einem Mensch im Aufruhr, in einem unablässigen Kampf, in dem es darum geht, die Kontrolle über die biologischen Bedürfnisse zu erringen und diese in eine für die Umwelt oder die Gesellschaft im Ganzen annehmbare Form zu bringen. Dieses Drama spielt sich in der Entwicklung jedes einzelnen Menschen im Mikrokosmos der Familie ab (Freud, 1930).

Im Laufe der 45 Jahre, in denen er über Psychoanalyse schrieb, bewegte sich Freuds Denken allmählich weg von der Auffassung, psychische Probleme entstünden dadurch, dass verdrängte Gefühle sich in Symptomen Ausdruck verschafften, und hin zu einer zunehmend komplexen Sichtweise, in der das Gleichgewicht der psychischen Kräfte innerhalb des seelischen Apparates als entscheidender Aspekt der psychischen Adaptation gesehen wird. In seiner letzten umfassenden Formulierung (dem so genannten «strukturellen» Modell; Freud, 1923) ging Freud von drei psychischen Instanzen aus: (a) triebhaften, vor allem sexuellen und aggressiven Energien, die im *Es* angesiedelt sind, (b) einem im *Überich* enthaltenen Moralkodex und (c) adaptiven Mechanismen, welche im *Ich* angelegt sind. Er stellte ein komplexes Modell auf, demzufolge psychische Gesundheit auf einem reibungslosen Zusammenspiel dieser drei Instanzen beruht, während in psychopathologischen Erscheinungen stets die Unfähigkeit des Ichs zum Ausdruck kommt, einen Ausgleich zwischen den Forderungen des Es, des Überichs und der Außenwelt zu finden.

Die US-amerikanische Ich-Psychologie, vor allem die Arbeiten von Heinz Hartmann (1939), entwickelte das Modell erfolgreich weiter. Hartmann und andere Ich-Psychologen zeigten als Erste, auf welche Weise negative Erfahrungen in der frühen Kindheit die Entwicklung der psychischen Strukturen gefährden können, die die Voraussetzung für eine adäquate Adaptation sind. Der Ich-Psychologie gelang es auch, konkret aufzuzeigen, dass die Reaktivierung früherer Entwicklungsstrukturen (Ich-Regression) einen entscheidenden Anteil an den meisten psychopathologischen Erscheinungen hat (Hartmann, 1955).

Anna Freud, die Tochter Sigmund Freuds, wurde stark von den Vorstellungen der nordamerikanischen Psychoanalytiker beeinflusst, obwohl sie selbst in London praktizierte. Ihre größte Leistung bestand darin, Zusammenhänge zwischen der normalen emotionalen Entwicklung und diagnostizierbaren psychopathologischen Erscheinungen herzustellen (Freud, 1965). Sie zeichnete die normale psychische Entwicklung anhand einer Reihe von «Entwicklungslinien» auf und formulierte die überzeugende Hypothese, dass das Gleichgewicht zwischen den verschiedenen Entwicklungsprozessen einen zentraler Aspekt der normalen Entwicklung darstelle. Bei einem Kind, dessen Umwelt einen Teil dieser Entwicklungsprozesse behindere, andere hingegen nicht, sei das Risiko einer Fehlanpassung und psychopathologischer Phänomene erhöht. Anna Freuds Vorstellung eines engen Zusammenhangs zwischen Entwicklung und Psychopathologie gehört zu den zentralen Thesen der neuen integrativen Disziplin der Entwicklungspsychopathologie (siehe z. B. Sroufe, 1990).

Während Anna Freud das Werk ihres Vaters weiterführte, insbesondere im Kontext der Beziehung des Kinds zu seiner äußeren Realität (siehe z. B. Goldstein et al., 1973), richteten andere Vertreter der psychodynamischen Schule ihre Aufmerksamkeit stärker auf die potenziell kritischen Aspekte der intrapsychischen Entwicklung. So wies beispielsweise Margaret Mahler (1968) auf einen paradoxen Aspekt der Entwicklung des Selbst hin. Sie hob hervor, dass das Erreichen einer unabhängigen Identität, auf die die westliche Gesellschaft einen so großen Wert lege, auf Kosten einer befriedigenden und engen Beziehung zur primären Bezugsperson gehe. Sie beobachtete, dass nicht alle Eltern gleich gut in der Lage sind, die «Individuation» ihrer Kinder zu fördern. Die mangelnde Entwicklung eines eigenständigen, kohärenten Selbst könne, so meinte sie, seine Wurzeln in den Reaktionen der Bezugsperson auf das Kleinkind haben. Anstatt die Unabhängigkeit des Kindes zu unterstützen, gibt es eine Tendenz, sich vom Kind zurückzuziehen, sobald dieses erste Anzeichen von Selbständigkeit zeigt (Masterson, 1972; Rinsley, 1977). Weiterentwickelt wurde das ich-psychologische Modell durch Edith Jacobson (1964) und Joseph Sandler (1987). Beide Autoren sprachen sich für eine Abkehr von Freuds mechanistischen Vorstellungen aus und propagierten ein Modell, dass stärker in Einklang mit der modernen kognitiven Neurowissenschaft steht. Diese legt weniger Betonung auf biologisch verankerte Konzepte wie Trieb und Instinkt und hebt stattdessen Konstrukte wie Wünsche und die Bedeutung von repräsentationalen Strukturen in der kindlichen Psyche hervor sowie deren Rolle bei der mit inneren Konflikten einhergehenden verzerrten Realitätswahrnehmung.

Gleichzeitig bildete sich in Großbritannien ein völlig anderer psychodynamischer Ansatz heraus, der auf den Arbeiten Melanie Kleins beruhte (Klein et al., 1946). Zu Melanie Kleins zentralen Postulaten zählte die Annahme zweier grundlegend verschiedener psychischer Haltungen. Die erste, die *paranoid-schizoide Position,* beschreibt eine (für die Psyche von Kleinkindern prototypische) Verfassung, die nicht in der Lage ist, gleichzeitig liebevolle und aggressive Gefühle zu einem Liebesobjekt zu ertragen, und diesen Konflikt durch Spaltung löst, d. h. dadurch, dass separate Bilder der geliebten und gehassten Person geschaffen werden. Mit fortschreitender kognitiver Entwicklung führt dies zwangsläufig zu einer Haltung, die Melanie Klein als *depressive Position* bezeichnete, wenn das Kind erkennt, dass es sich beim geliebten und gehassten Objekt um ein und dieselbe Person handelt. Kleins ursprüngliche Vorstellungen stießen auf beträchtliche Skepsis, da ihre Annahmen hinsichtlich des kognitiven Vermögens von Kleinkindern sehr ungewöhnlich waren und mit dem damaligen Wissensstand über die geistige Entwicklung nicht in Einklang standen. In jüngerer Zeit hat die entwicklungspsychologische Forschung zahlreiche Thesen Kleins bestätigt, beispielsweise in Bezug auf die Wahrnehmung von Kausalität (Bower, 1989) und das schlussfolgernde Denken (Golinkoff et al., 1984). Kleins Vorstellungen gewannen rasch einen hohen Verbreitungsgrad, was vor allem dem praktischen Nutzen ihrer klinischen Beobachtungen zuzuschreiben war. So führte sie beispielsweise das Konzept der *projektiven Identifizierung* ein, um die von vielen Therapeuten gemachte Erfahrung zu erklären, dass die Patienten einen starken Einfluss auf ihr inneres Befinden haben. Auf der Grundlage der kleinschen Formulierungen haben eine Reihe von Psychoanalytikern Vorstellungen darüber erarbeitet, auf welche Weise frühe emotionale Konflikte die kognitive Entwicklung eines Kindes beeinträchtigen können (z. B. Bion, 1962; Rosenfeld, 1971). Klein betrachtete die Projektion als grundlegendsten Mechanismus kleiner Kindern zum Umgang mit Destruktivität. Sie versuchen sich dadurch von ihren destruktiven Fantasien zu befreien, dass sie sie auf andere übertragen. Nur mit Hilfe der interpretativen Arbeit des Therapeuten können die Kinder in die Lage versetzt

14

werden, die verleugneten Anteile ihrer selbst wieder zu integrieren und zur Entwicklung eines weniger negativen und realistischeren Bilds vom Gegenüber zu gelangen.

Die frühkindliche Entwicklung stand auch im Mittelpunkt eines weiteren sehr wichtigen Stranges des psychoanalytischen Denkens – nämlich der englischen Objektbeziehungstheoretiker. An erster Stelle ist hier Fairbairn (1952) zu nennen, der den theoretischen Schwerpunkt von der Befriedigung biologischer Bedürfnisse hin zum Bedürfnis des Individuums nach Kontakt und Nähe verlagerte. Aufbauend auf seinen Vorstellungen sowie ebenfalls unter dem Einfluss von Melanie Klein führte Donald Winnicott (1965) eine Reihe von grundlegenden psychodynamisch-entwicklungspsychologischen Konzepten ein, wie beispielsweise das der *primären Mütterlichkeit,* das der *Spiegelfunktion* der Bezugsperson sowie das des *Übergangsraums* in der Entwicklung von einem mit der Mutter verschmolzenen zu einem eigenständigen Wesen, in dem nach Ansicht Winnicotts die Wurzeln für symbolisches Denken und Spielen liegen. Neuere Studien konnten Winnicotts Thesen in Bezug auf die traumatischen Konsequenzen mütterlichen Versagens, vor allem mütterlicher Depressionen, in der frühen Kindheit untermauern (siehe z. B. Cummings & Davies, 1994).

Vermutlich unter dem Einfluss der Arbeiten Winnicotts entfachte Heinz Kohut (1977) erneut das Interesse der US-amerikanischen Psychoanalyse an den Beziehungsaspekten der frühkindlichen Entwicklung. Die Aufgabe der Bezugsperson sah er vor allem im Spiegeln, und als Ziel der Entwicklung betrachtete er das Erreichen eines kohärenten Selbstkonzepts. Wenn die Bezugsperson in der Lage sei, ein «Selbst-Objekt» zu werden, sich empathisch auf die psychische Verfassung des Säuglings oder kleinen Kindes einzustellen, bilde sich beim Kind ein stabiles Selbstbewusstsein heraus. Innerhalb der Selbstpsychologie kam der Triebtheorie nur sekundäre Bedeutung zu. Kohut (1971) vertrat die Auffassung, dass eine Dominanz der Triebe als Hinweis darauf gesehen werden könne, dass es dem Kind nicht gelungen sei, eine integrierte Selbststruktur aufzubauen, welche die Triebzustände angemessen regulieren könne. Kohuts Ausführungen zu narzisstischen Persönlichkeitsstrukturen sind ausgesprochen einflussreich gewesen und haben dazu beigetragen, dass der Anwendungsbereich der psychodynamischen Ansätze über die neurotischen Störungen hinaus auf das Spektrum der so genannten Charakterstörungen ausgeweitet werden konnte.

Eine ähnliche Erweiterung der Anwendung psychodynamischer Konzepte kann den Arbeiten Otto Kernbergs zugeschrieben werden (Kernberg, 1976, 1987). Kernberg folgte Jacobson und Sandler dahingehend, dass auch er in der Psyche vor allem ein repräsentationales Organ sah. Er postulierte die Existenz von Beziehungsrepräsentationen, bestehend aus Selbst, Objekt und Affekt, welche eine spezifische Beziehung charakterisieren. Kernberg legte eine Neufassung der Triebtheorie vor, in der die Triebe als Entwicklungsleistungen, Produkte der Integration vielfacher triadischer Selbst-Objekt-Affekt-Repräsentationen gesehen werden. Während in den neurotischen Fällen die erreichte Integration relativ vollständig ist, haben wir es bei den Persönlichkeitsstörungen mit bruchstückhaften Selbst- und Fremdrepräsentationen zu tun, die mit unbeherrschbaren und extremen emotionalen Zuständen durchsetzt sind – von Ekstase bis hin zu massiven Verfolgungsängsten und Aggressionen. Kernbergs Vorstellungen haben einen sehr großen Einfluss auf das psychoanalytische Denken ausgeübt, und einer ihrer großen Vorteile ist, dass sie sich relativ gut für Operationalisierungen und empirische Untersuchungen eignen (Clarkin et al., 1999).

Den Vorzug der empirischen Überprüfbarkeit zeichnet auch die von John Bowlby aufgestellte Bindungstheorie (Bowlby, 1969, 1973, 1980) aus. Bowlby hob besonders die Bedeutung der frühkindlichen Beziehungen hervor, in denen das Kind Sicherheit und Vorhersagbarkeit erfahren muss, damit es später in der Lage ist, tragfähige Beziehungen aufzubauen. Bowlby geht davon aus, dass Kinder repräsentationale Systeme, *internale Arbeitsmodelle,* entwickeln, die auf einer in der frühesten Beziehung des Säuglings zu seiner Bezugsperson entstandenen Schablone beruhen. Wenn die Erwartung, dass die Außenwelt auf die Bedürfnisse des Kindes eingeht und bei negativen emotionalen Zuständen Trost und Hilfe gewährt, in diese Modelle aufgenommen wird, ist das Kind später in der Lage, sich relativ wenig defensiv auf Beziehungen zu anderen einzulassen. Wenn dies nicht der Fall ist, wenn es der Bezugsperson an der notwendigen Sensibilität mangelt (Ainsworth et al., 1978), entwickelt das Kind ein defensiv verzerrtes repräsentationales System, um Erregungszustände entweder abzubauen oder zu erhöhen und Reaktionen anderer an sich abprallen zu lassen oder ganz darin aufzugehen (Main et al., 1985).

Daniel Stern (1995) ging mit einem völlig neuartigen Ansatz an die psychoanalytische Untersuchung der Kindheit heran. Seine Darstellung zeichnet sich dadurch aus, dass sie eher normativ als pathomorph und eher prospektiv als retrospektiv ist. Wie Kohut stellt er die Entwicklung einer kohärenten Selbststruktur in den Mittelpunkt seiner Betrachtung. Sein psychoanalytisches Modell hat indes viel gemein mit Sandlers repräsentationaler Theorie sowie mit Kernbergs Hervorhebung des affektiven Aspekts der frühkindlichen Beziehungen.

Wie aus diesem kurzen Überblick über die vorliegenden psychoanalytischen Modelle hervorgeht, gibt es keine allgemeingültige Auffassung, die

16

von allen psychoanalytischen Schulen geteilt würde. Typisch für die psychoanalytische Theoriediskussion sind eher die intensiven Auseinandersetzungen, wie die zwischen Melanie Klein und Anna Freud in den 40er und 50er Jahren des 20. Jahrhunderts (King & Steiner, 1991). Dennoch haben sich die unterschiedlichen Vorstellungen gerade in jüngerer Zeit immer wieder gegenseitig befruchtet und möglicherweise wird es in nicht allzu ferner Zukunft ein integratives psychodynamisches Modell geben (siehe z. B. Pine, 1985). Außerdem gewinnt die verhaltensorientierte Forschung zunehmend an Bedeutung (Emde & Fonagy, 1997), was wiederum förderlich sein kann für die Herauskristallisierung einer Kernmenge psychodynamischer theoretischer Aussagen, die sich auf eine sichere empirische Basis stützen können.

## Grundannahmen der psychodynamischen Therapie

Trotz der theoretischen Heterogenität der psychoanalytisch orientierten Therapieansätze gibt es wahrscheinlich eine Kernmenge an Aussagen, denen alle psychodynamisch arbeitenden Therapeuten zumindest bis zu einem gewissen Grad zustimmen könnten. Diese lassen sich wie folgt zusammenfassen:

1. *Das Konzept der psychologischen Verursachung.* Damit ist nicht gemeint, dass psychische Störungen ausschließlich als psychogen betrachtet werden, sondern dass psychodynamisch orientierte Kliniker bevorzugt auf der psychologischen Ebene denken. Unabhängig davon, ob bestimmte psychische Probleme genetisch oder sozial bedingt sind, gehen psychodynamisch arbeitende Therapeuten davon aus, dass die Repräsentation vergangener Erfahrungen, ihre Interpretation und ihre Bedeutung, ob bewusst oder unbewusst, dafür ausschlaggebend sind, wie das Kind auf seine Umwelt reagiert und inwieweit es in der Lage ist, sich mit ihr zu arrangieren. Mit dieser Aussage ist keine Missachtung anderer Ebenen der Analyse psychischer Probleme von Kindern – der biologischen, der soziokulturellen oder der systemischen – verbunden. Gesagt ist nur, dass psychische Schwierigkeiten als bedeutungsvolle Organisationen der bewussten oder unbewussten Überzeugungen, Gedanken und Gefühle eines Kindes aufgefasst werden, woraus ihre Zugänglichkeit für psychotherapeutische Interventionen abgeleitet wird.

2. *Die Annahme unbewusster mentaler Prozesse.* Psychodynamisch orientierte Kliniker vertreten die Auffassung, dass eine Erklärung bewusster Denkvorgänge und zielgerichteten Verhaltens ohne die Annahme komplexer geistiger Prozesse, die außerhalb des Bewusstseins ablaufen, nicht möglich ist. Zwar gehen psychodynamisch orientierte Therapeuten wohl nicht mehr von der Existenz «des Unbewussten» aus – im Sinne eines konkreten Ortes, an dem die verbotenen oder verdrängten Gefühle und Gedanken aufbewahrt werden. Nach gängiger psychodynamischer Auffassung gilt jedoch, dass nichtbewusste Fantasien, die mit Wünschen nach Bedürfnisbefriedigung oder Sicherheit zusammenhängen, einen starken Einfluss auf das Verhalten von Kindern und deren Fähigkeit haben, mit Affekten umzugehen und sich in ihrer sozialen Umwelt zurechtzufinden.

3. *Die Annahme eines repräsentationalen Modells der Psyche.* Wie Kognitionswissenschaftler gehen auch psychodynamisch denkende Therapeuten davon aus, dass die Erfahrungen, die das Individuum im Umgang mit anderen macht, internalisiert werden und die Grundlage für relativ überdauernde repräsentationale Strukturen sozialer und zwischenmenschlicher Interaktionen bilden. Diese repräsentationalen Strukturen determinieren die zwischenmenschlichen Erwartungen und formen die mentale Repräsentation des Selbst.

4. *Die pathogene Rolle von Konflikten.* Es wird davon ausgegangen, dass intrapsychische Konflikte (unvereinbare Bedürfnisse, Affekte oder Gedanken) in der psychischen Entwicklung ubiquitär sind. Diese Konflikte gelten als Ursache für das Erleben von Unlust und Unsicherheit. Ungünstige Umgebungsbedingungen führen tendenziell zu einer Intensivierung von Konflikten und beeinträchtigen die Entwicklung von Fähigkeiten, die dem Kind dabei helfen könnten, mit konflikthaften Aspekten seines Lebens umzugehen. So können beispielsweise der Verlust einer Bezugsperson oder schwere Vernachlässigung oder Missbrauch eine natürliche Neigung, Bezugspersonen gemischte Gefühle entgegenzubringen, verstärken und gleichzeitig die Fähigkeit des Kindes schmälern, solche unvereinbaren Tendenzen auszuhalten.

5. *Die Annahme psychischer Abwehrmechanismen.* Es wird angenommen, dass Kinder rasch eine unbewusste Fähigkeit entwickeln, unannehmbare oder gefährliche Gedanken, Bedürfnisse und Affekte zu modifizieren. Dies geschieht durch den Rückgriff auf eine Reihe psychischer Operationen, die alle darauf ausgerichtet sind, die gefährlichen Prozesse dahingehend zu verzerren, dass sie weniger Angst,

Schmerz oder Unlust auslösen. Wie alle psychischen Operationen lassen sich auch die Abwehrmechanismen in eine entwicklungspsychologische oder reifungsabhängige Hierarchie einordnen. Komplexere Mechanismen wie die Intellektualisierung oder der Humor treten erst relativ spät in der Entwicklung auf – oder auch nie. Einfachere Prozesse wie die Projektion, die Verleugnung oder die Spaltung stehen dem Kind hingegen bereits relativ früh zur Verfügung.

6. *Die Annahme komplexer Bedeutungen.* Psychodynamische Therapeuten gehen davon aus, dass die Kommunikation innerhalb des Behandlungskontexts Bedeutungen hat, die über die von den Kindern intendierten hinausgeht. Auch die Symptome der Kinder tragen möglicherweise mehrfache Bedeutungen, in denen die internalen Selbst- und Fremdrepräsentationen des Kindes zum Ausdruck kommen. Der klassischen Auffassung zufolge zeigt sich in allen Symptomen ein Bedürfnis in Kombination mit dem Versuch des Kindes, sich durch defensive, autoprotektive psychische Operationen vor diesem Bedürfnis zu schützen. Die Aufgabe des Therapeuten besteht darin, angemessene Zusammenhänge zwischen dem Verhalten des Kindes in verschiedenen Kontexten herzustellen, die dem Kind zeigen können, dass sein scheinbar bizarres, verwirrendes, beängstigendes oder gar selbstzerstörerisches Verhalten eine sinnvolle und sogar rationale Facette hat, wenn man es aus einer anderen Perspektive oder in einem anderen Kontext betrachtet. Die Erarbeitung und Klärung solcher Bedeutungsstrukturen stellt möglicherweise den Kern psychodynamischer Psychotherapie dar.

7. *Die Annahme von Übertragungsphänomenen.* Es ist allgemein anerkannt, dass die verinnerlichten Repräsentationen zwischenmenschlicher Beziehungen, die das Verhalten des Kindes anderen gegenüber in der Außenwelt bestimmen, auch im Kontext der therapeutischen Beziehung wirksam werden. Die Übertragung von Erwartungsmustern, die durch wichtige Personen im Leben des Kindes geprägt wurden, auf den Therapeuten dient diesem als Fenster in die Innenwelt des Kindes. Diese Funktion wird umso wichtiger, als die relative Neutralität und Ambiguität der therapeutischen Beziehung einer Externalisierung verdrängter Aspekte früherer Beziehungen förderlich ist (Tyson & Tyson, 1986). Komplizierter wird die Situation noch dadurch, dass das verbale und nonverbale Verhalten des Kindes zwangsläufig eine Wirkung auf das Erleben des Therapeuten hat. Dabei bedienen sich moderne psychodynamisch arbeitende Therapeuten in starkem Maße ihrer subjektiven Reaktionen, um besser zu verste-

hen, welche Rollen ihnen vom Kind implizit zugewiesen werden. Auf diese Weise erhalten sie auch Einblick in die inneren Kämpfe des Kindes und seine Selbst- und Fremdrepräsentationen.

8. *Der therapeutische Aspekt der Beziehung.* Psychodynamische Therapeuten gehen davon aus, dass neben den Erkenntnissen und Einsichten, zu denen das Kind durch eine Therapie gelangen kann, sich auch Aspekte der Beziehung zu einem unterstützenden und respektvollen empathischen Erwachsenen günstig auf das Seelenleben des Kindes auswirken können. Insbesondere das Interesse des Therapeuten daran, wie es dem Kind geht, was es sagt und wie es spielt, an seinen Gedanken und Gefühlen und das Bemühen des Therapeuten, auch in den störenden oder belastenden Aspekten des Verhaltens des Kindes einen Sinn zu sehen, gibt diesem die Möglichkeit, Erfahrungen zu überdenken und neu zu organisieren und konstruktivere Lösungen für die zwischenmenschlichen und intrapsychischen Konflikte zu finden, mit denen es zu kämpfen hat.

## Die Entwicklung der psychodynamischen Kindertherapie

Freud war ein sehr genauer Beobachter kleiner Kinder und er nutzte seine Beobachtungen, um seine theoretischen Annahmen über psychische Vorgänge im Kind zu unterstützen und auszubauen (siehe z.B. Freud 1900, 1909, 1920, 1926). Wenngleich diese Beobachtungen ausführlich und genau waren, war er bezüglich ihres Wertes für die klinische Arbeit mit psychisch gestörten Kindern eher skeptisch. Es war Hug-Helmuth (1920), die als Erste das kindliche Spiel als Teil eines einsichtsorientierten Vorgehens nutzte. Sie betrachtete das Spielen in einem therapeutischen Kontext als eine Möglichkeit, Einblicke in die unbewussten sexuellen Fantasien des Kindes zu gewinnen, die dann interpretiert werden konnten.

Die eigentlichen Gründerinnen der psychodynamischen Kinderpsychotherapie waren jedoch Anna Freud (1947) und Melanie Klein (1932), die etwas unterschiedliche, aber in wichtigen Aspekten miteinander vereinbare Ansätze entwickelten, welche psychodynamisch orientierte Kliniker in die Lage versetzten, mit Kindern zu arbeiten. Kleins Ansatz beruhte auf der Annahme, dass dem Spielen bei Kindern fast die gleiche Bedeutung zukommt wie dem freien Assoziieren bei Erwachsenen. In ihren Augen lag die Motivation für das kindliche Spiel in unbewussten Fantasien, die vor allem durch spezifische Aspekte der Beziehung zum Therapeuten angeregt wurden. Daher war eine Interpretation oder zumindest eine Klärung vonnöten, wenn der Therapeut die Ängste des Kindes angehen wollte. Der Haupt-schwerpunkt der therapeutischen Arbeit Kleins lag auf der Interpretation der zutiefst unbewussten Ängste des Kindes im Zusammenhang mit destrukti-ven und sadistischen Impulsen. Klein ging es ausschließlich um die unbe-wussten Aspekte des kindlichen Verhaltens im therapeutischen Setting, während sie an anderen Aspekten des Lebens ihrer Patienten, wie etwa ihrer Beziehung zu den Eltern oder zu anderen Erwachsenen, kaum interessiert war.

Im Zentrum der kleinschen psychotherapeutischen Technik steht das Konzept der Projektion. Klein (1956, 1952) betrachtete die Projektion als eine unbewusste Fantasie, die einen Teil des kindlichen Selbst auf andere Personen verlagert. Dies hat einen entlastenden Effekt, weil dadurch unge-wollte Gefühle nicht mehr als dem Selbst zugehörig erlebt werden. Die Fol-ge ist eine Form von Fragmentation des Selbst (die paranoid-schizoide Position), welche in der frühen Kindheit normal ist, aber später im Leben erhebliche pathologische Erscheinungen nach sich ziehen kann. Die Über-tragung spielt nach Ansicht der Kleinianer eine entscheidende Rolle für die interpretative Arbeit: Ungewollte projizierte Aspekte des kindlichen Selbsterlebens müssen reintegriert werden, um therapeutische Fortschritte zu erzielen.

Die Technik der Kleinianer hat sich im Laufe der Zeit beachtlich geän-dert. Moderne Kleinianer (z.B. DeFolch, 1988; O'Shaughnessy, 1988) bringen nur noch selten direkte Interpretationen unbewussten Materials an. Bion (1959) betonte die Bedeutung des *containment,* d. h. der Fähigkeit des Therapeuten, die Projektionen des Kindes zu verstehen und anzunehmen. Dies ist möglicherweise für die normale Entwicklung (auf Seiten der Be-zugsperson) ebenso wichtig wie für den Therapeuten in seinem Erleben der Gegenübertragung.

Anna Freuds Ansatz war tief verwurzelt im kindlichen Entwicklungs-kontext des Ringens um eine gelungene Anpassung an eine soziale und eine innere Umgebung. Sie zögerte, Aussagen über die Bedeutung des kindli-chen Spiels zu treffen, und wählte, verglichen mit Melanie Klein, für die interpretative Arbeit ein sehr viel stärker abgestuftes Vorgehen. Sie arbeitete eng mit Eltern und Lehrern zusammen. Sie nahm an, dass Veränderungen in der Umwelt des Kindes, die dadurch erreicht werden, dass den Erziehungs-verantwortlichen das in der Therapie gewonnene Verständnis der Probleme des Kindes vermittelt wird, auf weite Sicht von mindestens genauso gro-ßem, wenn nicht gar von größerem Nutzen für das kindliche Wohlergehen sind. Sie legte den Schwerpunkt stärker auf Konflikte, die aus den sexuellen Impulsen des Kindes resultieren, anstatt wie Klein auf die angeborenen Aggressionen. Im Mittelpunkt ihres Vorgehens stand die Interpretation der Konfliktbewältigungsstrategien des Kindes, die Interpretation der Abwehr und nur darüber auch die Bearbeitung der Ängste, durch die diese Strategien und Mechanismen auf den Plan gerufen wurden. Das therapeutische Ziel war weniger die Integration eines fragmentierten Selbst- und Objektgefühls, sondern eher die Rückkehr des Kindes auf einen normalen Weg der Reifung. Folglich akzeptierte sie in sehr viel stärkerem Maß supportive und pädagogische Methoden zur Stärkung der unterentwickelten Ich-Funktionen des Kindes (Pine, 1985).

Der dritte wichtige Entwicklungsstrang der psychodynamischen Technik beruht auf den Arbeiten von Donald Winnicott (1965, 1971). Während seine Modellvorstellungen zur kindlichen Pathologie stark von Klein beeinflusst waren, lag bei seinem Vorgehen der Schwerpunkt ähnlich wie bei Anna Freud auf der Rolle einer haltenden Umgebung sowie auf der Bedeutung des Spiels. Das Spiel betrachtete er nicht einfach als ein Vehikel zum Kommunizieren unbewusster Fantasien, sondern als einzigartige entwicklungsfördernde Aktivität. Ein wichtiger Beitrag Winnicotts ist seine Darstellung eines «Übergangsraumes» zwischen dem Selbst und dem Objekt, in dem das subjektive Objekt und das wirklich Objektive gleichzeitig gesehen werden können (Winnicott, 1971). Diese Dualität der Repräsentation schlug eine wichtige Brücke zwischen dem psychodynamischen Denken und interpersonalen Ansätzen wie dem von Sullivan (1953). Beim interpersonalen Ansatz übernimmt der Therapeut in der therapeutischen Situation die Rolle eines aktiven und realen Teilnehmers (Altman, 1992, 1994; Warshaw, 1992).

Diese verschiedenen Richtungen entwickelten sich bis zu einem gewissen Grad unabhängig voneinander in verschiedenen Teilen der Welt. Während die kleinschen Konzepte in Großbritannien und teilweise auch in Lateinamerika die Oberhand hatten, fanden die Arbeiten Anna Freuds stärker Anklang in der US-amerikanischen und Teilen der europäischen Psychoanalyse. In jüngster Zeit haben die interpersonalen Ansätze in vielen Behandlungszentren in den Vereinigten Staaten an Einfluss gewonnen, zum Teil begünstigt durch die auf Kohuts Selbstpsychologie beruhende Therapierichtung sowie durch die Integration von winnicottschen Objektbeziehungsansätzen. Es ist auch zu einer deutlichen gegenseitigen Befruchtung psychoanalytischer Techniken gekommen, selbst in den Schulen, die sich noch stark auf Klein (z. B. Alvarez, 1993) oder Anna Freud (z. B. Bleiberg et al., 1997) berufen.

Der im vorliegenden Band beschriebene Ansatz, die Mutter-Kind- und Vater-Kind-Therapie, greift auf therapeutische Komponenten aller dieser

Orientierungen zurück. Das Neuartige des Ansatzes liegt weniger in seinen konzeptuellen Wurzeln als vielmehr in dem Kontext, in den die Therapie eingebettet ist. Dadurch, dass der Therapeut die Eltern-Kind-Beziehung beobachtet, anstatt über sie zu spekulieren, wird er direkt Zeuge der Übertragung (der unbewussten Zuschreibungen zwischen Kind und Eltern) und muss diese Strukturen nicht erst aus den Reaktionen des Kindes auf ihn ableiten. Diese wichtige Modifikation des Vorgehens macht die Behandlung direkter, unmittelbarer und, wie wir hoffen, auch effektiver. Bevor wir uns näher mit den Techniken der Mutter-Kind- und Vater-Kind-Psychotherapie befassen, ist es vielleicht sinnvoll, den Blick kurz auf das Vorgehen der traditionellen psychodynamischen Kindertherapie zu richten.

## Die Auswahl von Klienten für die psychodynamische Therapie

Traditionell arbeiten psychodynamische Therapeuten mit eher weniger schwer gestörten jungen Menschen. Hoffman (1993), Glenn (1978), Sandler et al. (1980) und andere Autoren nennen unter anderem die folgenden Kriterien für die Eignung für eine psychodynamische Psychotherapie:

1. Gute verbale Fähigkeiten sowie die Bereitschaft und Fähigkeit, Verhaltensweisen als durch Gedanken und Gefühle vermittelt zu betrachten *(psychological mindedness).* Genauso wichtig ist hier die Fähigkeit des Kindes, Konflikte und Ängste zuzulassen, insbesondere die bislang unbewusst gebliebenen, ohne dass eine substanzielle Desorganisation oder Desintegration der Persönlichkeit droht.
2. Eine unterstützende Umgebung, die es aushalten kann, dass das Kind über einen langen Zeitraum eine intensive, fordernde Beziehung zu einem anderen Menschen eingeht. Besonders wichtig ist die Bereitschaft der Eltern, die Grenzen der Therapie zu respektieren und das Kind darin zu unterstützen, sich auf die Therapie einzulassen.
3. Es wird angenommen, dass eine erfolgreiche Behandlung davon abhängt, dass der Grund der Störung in inneren Konflikten des Kindes angesiedelt ist.
4. Darüber hinaus zögerten Psychotherapeuten bislang häufig, Kinder mit schwerwiegenden Entwicklungsdefiziten (Ich-Defekten) zu behandeln, die nicht Folge unbewusster Konflikte waren und daher nicht als durch Einsicht zu überwinden galten.

5. Da die Therapiemotivation eines Kindes aus Ängsten, Schuldgefühlen oder anderen unangenehmen Affekten gespeist wird, gilt das Vorliegen dieser Gefühlszustände oft als Voraussetzung dafür, dass sich das Kind wirklich auf die Behandlung einlässt. Weiterhin wichtig ist ein gewisses Gefühl von Verantwortlichkeit für die eigenen Probleme und Handlungen *(agency)*.
6. Außerdem gilt schließlich noch die Fähigkeit, Beziehungen einzugehen und Vertrauen aufzubauen, als Voraussetzung für die Durchführung einer psychodynamischen Therapie.

Hieraus ergibt sich, dass die typischen Patienten psychodynamisch arbeitender Therapeuten unter Problemen leiden, die herkömmlicherweise als neurotische Störungen bezeichnet werden. Nach Tyson (1992) sind beispielsweise folgende Merkmale kennzeichnend für eine Neurose: a) das Vorherrschen verinnerlichter Konflikte, die Symptome produzieren, b) die Fähigkeit zur Affektregulation und c) die Fähigkeit zur Eigenverantwortung. Kernberg (1975) hat dieser Liste die Verdrängung als wichtigsten Abwehrmechanismus hinzugefügt. Allerdings hat der Neurosebegriff in der modernen deskriptiven Psychiatrie deutlich an Akzeptanz verloren. Er gilt als zu wenig klar und reliabel und wohl auch zu wenig eingrenzend. Zudem herrscht die Ansicht vor, dass er auf einer veralteten Störungstheorie beruht. Es gibt offensichtlich Kinder, die häufig mit psychodynamischer Psychotherapie behandelt werden und die die oben dargestellten Kriterien nicht erfüllen. Wir haben diese Kinder in unserer retrospektiven Untersuchung von Fallaufzeichnungen des Anna-Freud-Zentrums beschrieben (Fonagy & Target, 1996a, 1996c). Andere Darstellungen von Cohen et al. (1994), Towbin et al. (1993) und Bleiberg (1987, 1994a) sind zu sehr ähnlichen Ergebnissen gekommen. Diese Gruppe von Kindern leidet offenbar unter einer Vielfalt an psychischen Defiziten, beispielsweise einer fehlenden Affektkontrolle, einem Mangel an stabilen Selbst- und Fremdrepräsentationen und einem diffusen Identitätsgefühl.

Während sich die beiden Patientengruppen anhand deskriptiver Kriterien relativ gut voneinander unterscheiden lassen, haben wir an anderer Stelle versuchsweise einen konzeptuellen Rahmen dargestellt, der möglicherweise die Grundlage für eine theoriebasierte psychodynamische Unterscheidung liefert (Fonagy et al., 1993). In diesem Modell beschreiben wir auf der einen Seite Kinder, deren Schwierigkeiten die Folge problematischer *mentaler Selbst- oder Fremdrepräsentationen* sind. Derartige problematische Repräsentationen können aus außergewöhnlichen Umweltfaktoren hervorgehen oder das Ergebnis defensiver Verzerrungen sein, die mit verschiedenen in-

24

trapsychischen Konflikten einhergehen. Grob gesagt, lassen sich die Schwierigkeiten dieser Kinder der traditionellen Kategorie der neurotischen Störungen zuordnen. Im Gegensatz dazu besteht bei den stärker beeinträchtigten Kindern, die in der Regel unter multiplen Störungen leiden, schlecht angepasst sind und starke Persönlichkeitsdefizite aufweisen, eine defensive Hemmung oder Verzerrung der *psychischen Prozesse* – und nicht nur der mentalen Repräsentationen, die durch diese Prozesse generiert werden. Bei dieser Gruppe von Kindern führen damit eine große Spannbreite von Situationen zu fehlangepasstem Verhalten, da die Fähigkeiten, die ein adäquates Reagieren ermöglichen, selbst beeinträchtigt sind. Zu betonen ist, dass bei beiden Gruppen von Störungen biologische Faktoren zwar eine wichtige Rolle spielen können, der psychologischen Verursachung jedoch bei beiden das Hauptgewicht zugeschrieben wird. So wird beispielsweise die Hemmung bestimmter Denkweisen als versuchte Anpassungsleistung betrachtet.

Aus dieser Unterscheidung ergeben sich wichtige Überlegungen für das psychotherapeutische Vorgehen. Störungen der mentalen Repräsentation lassen sich gut im Rahmen eines primär interpretativen therapeutischen Prozesses behandeln, der darauf abzielt, verzerrte Vorstellungen zu thematisieren und unterdrückte oder inkohärente Selbst- und Fremdkonzepte zu integrieren. Das Ziel ist die Reintegration von abgespaltenen (verdrängten), oft infantilen, aber problematischen Vorstellungen in die dem Entwicklungsstand des Kindes angemessenen Strukturen (Abrams, 1988). Bei der schwerer gestörten Patientengruppe ist dieser Ansatz nur von begrenztem Nutzen. Hier müssen psychische Prozesse gestärkt oder deblockiert werden, die aus defensiven oder konstitutionell-biologischen Gründen ausgesetzt («ausgekoppelt») oder verzerrt wurden. Diese Patienten benötigen beispielsweise Unterstützung bei der Benennung und Verbalisierung von Affekten und Gedanken. Viele psychodynamische Interventionen, die auf den so genannten neurotischen Patienten abzielen, verändern die Organisation oder Form der mentalen Repräsentationen des Kindes (Sandler und Rosenblatt, 1962). Zur Regenerierung der mentalen *Prozesse* sind andere psychodynamische Techniken notwendig, die besonders den Entwicklungsaspekt berücksichtigen. Unsere Übersicht über die bestehenden therapeutischen Ansätze ist auf der Grundlage dieser Unterscheidung in zwei Teile gegliedert.

## Therapeutische Ansätze zur Behandlung gestörter mentaler Repräsentationen

Aus den oben dargestellten Grundannahmen der psychodynamischen Psychotherapie folgt, dass Kindertherapeuten, die mit diesen Techniken arbeiten, davon ausgehen, dass bei ihren Patienten verzerrte und/oder unbewusste mentale Repräsentationen bestehen, die zu Störungen in der Auseinandersetzung mit ihrer Umwelt führen. Wenn beispielsweise ein Kind seinen Vater als grausam und zornig wahrnimmt, kann dies auf eine durch eigene unbewusste Aggressionen verzerrte Repräsentation zurückzuführen sein. Darüber hinaus wird angenommen, dass diese Verzerrungen eine entwicklungspsychologische Dimension haben, wobei die entsprechenden Gedanken und Gefühle eher für eine frühere Entwicklungsstufe des Kindes angemessen sind, sich jedoch störend auf die gegenwärtigen Wahrnehmungen des Kindes auswirken (Abrams, 1988). Das Wegschieben (Verdrängen, Verleugnen, Verschieben) solcher früher Gedanken wird als Form von Abwehr betrachtet. So mag die Wahrnehmung der Mutter oder des Vaters als grausam und destruktiv auf einer infantilen Wahrnehmung dieses Elternteils beruhen. Aufgrund des Schmerzes, der mit dieser Wahrnehmung eines liebevollen Vaters verbunden ist, konnte diese Repräsentation nie in die entstehende Repräsentation des Vaters in der Psyche des Kindes integriert werden. Sie besteht als abgetrennte, aber störende Vorstellung. Das Kind erlebt das Vorhandensein einer solchen Repräsentation als potenziell schmerzhaft und unvereinbar mit seiner Wahrnehmung des Elternteils als zugewandt und liebevoll. Als Folge der Verschiebung dieser Wahrnehmung auf andere, die es dann als bedrohlich einschätzt, kann es dann beispielsweise die subjektive Wahrscheinlichkeit, dass es selbst und seine Familie von Einbrechern oder anderen Eindringlingen überfallen werden, übertrieben hoch einschätzen. Wenn solche Vorstellungen auf der Externalisierung der eigenen aggressiven Gefühle gegenüber dem Vater beruhen, dann müssen genau diese Gefühle im Kontext der Therapie thematisiert werden.

Der Therapeut versucht mit Hilfe der Verbalisierungen des Kindes, seines nonverbalen Spiels, seiner Traumberichte und anderer Verhaltensweisen ein Modell der bewussten und unbewussten Gedanken und Gefühle des Kindes aufzustellen. Auf der Grundlage dieses Modells versucht er dann, dem Kind dazu zu verhelfen, seine irrationalen oder gelegentlich unangemessenen Gefühle und Überzeugungen zu verstehen. Dieses Verständnis kann dann – unter idealen Umständen – zur Integration von Denkweisen, die für eine frühere Entwicklungsstufe kennzeichnend sind, in einen reiferen und altersangemessenen Rahmen führen. Dabei scheint die Struktur der

Behandlung nicht besonders wichtig zu sein. Manche Therapeuten arbeiten mit Spielen, teilweise auch mit Spielzeug, andere versuchen eher, die Kinder dazu zu bringen, sich auf einen Prozess der Selbstexploration einzulassen. In den meisten Kontexten bemüht sich der Therapeut darum, die Aufmerksamkeit auf mögliche unbewusste Determinanten des Verhaltens des Kindes zu lenken. Therapeuten neigen dazu, Material aus der Fantasie und dem Spiel des Kindes in Verbindung mit anderen Informationen, die sie über das Kind haben (Angaben der Eltern, Berichte der Lehrer etc.), zu nutzen, um ein plausibles Bild der emotionalen Probleme des Kindes zu konstruieren. Typische Schwerpunkte, die psychodynamisch orientierte Therapeuten setzen, sind Sorgen des Kindes in Bezug auf den eigenen Körper, Ängste hinsichtlich bewusster oder unbewusster destruktiver oder sexueller Impulse sowie belastende Gefühle oder Gedanken in Bezug auf Beziehungen zu (bzw. zwischen) den Bezugspersonen, Geschwistern oder Gleichaltrigen.

Das Standardrepertoire der psychodynamischen Psychotherapie umfasst eine Reihe unterschiedlicher Techniken. Eine systematische, auf empirischen Studien beruhende Zusammenstellung dieser Techniken liefert Paulina Kernberg (1995), die die Existenz mehrerer – teilweise überlappender, jedoch verlässlich unterscheidbarer – Interventionskategorien feststellte. Dazu gehören:

1. *Supportive Interventionen*, die darauf ausgerichtet sind, mittels Suggestion, Bestätigung, Empathie oder Vermittlung von Informationen die Ängste des Kindes zu mindern oder sein Kompetenzerleben zu stärken,
2. *Die zusammenfassende oder paraphrasierende Wiedergabe* des vom Kind Gesagten zur Unterstützung und Weiterentwicklung des therapeutischen Austauschs mit dem Kind.
3. *Klärungen* der Äußerungen oder Affekte des Kindes. Diese tragen dazu bei, das Kind auf Interpretationen vorzubereiten, oder richten einfach seine Aufmerksamkeit auf bedeutsame Aspekte seines Verhaltens, beispielsweise selbstschädigende Tendenzen.
4. Mit Hilfe von *Deutungen* wird versucht, Repräsentationen zu identifizieren und zugänglich zu machen, derer sich das Kind nicht bewusst ist und die ihm daher vermutlich schwierig oder völlig unannehmbar erscheinen. Aus diesem Grund wird erwartet, dass das Kind ein gewisses Maß an Widerstand gegenüber den Deutungsversuchen des Therapeuten an den Tag legt. Die Interpretationen müssen zum richtigen Zeitpunkt erfolgen, damit die Chance groß ist, dass das Kind sie

annehmen kann. Im Idealfall hat der Therapeut viele Belege für seine Vermutungen gesammelt, so dass die Akzeptanz mehr oder weniger automatisch erfolgt.

Bei der Formulierung einer Interpretation empfiehlt es sich, dass der Therapeut seine Aufmerksamkeit auf die therapeutische Situation selbst konzentriert, in der sich am ehesten stützende Belege finden lassen. Zwar ist der Therapeut oft in der Lage, bedeutsame Verbindungen zwischen dem Verhalten des Kindes in der Therapie und dem, was er über die Vergangenheit des Kindes weiß, zu erkennen, jedoch sollten sich – zumindest in der Anfangsphase der Behandlung – die Interpretationen möglichst auf die aktuellen Konflikte des Kindes und den unmittelbaren Therapiekontext beschränken. Letztendlich ist es das Ziel des Therapeuten, dem Kind zu einer emotional bedeutungsvollen, umfassenden Einsicht in die Zusammenhänge zwischen vergangenen Erfahrungen und gegenwärtigen Konfliktbewältigungsmethoden zu vermitteln.

Kernberg (1995) unterscheidet zwischen drei Formen von Interpretation: (1) Interpretation der Abwehr, (2) Interpretation verdrängter Wünsche und (3) rekonstruktive Interpretation. Die erste Form lenkt die Aufmerksamkeit des Kindes darauf, dass bestimmte Gedanken aus seinem Bewusstsein ausgeschlossen werden. Damit geraten nicht nur bestimmte Inhalte ins Zentrum der Aufmerksamkeit, sondern das Kind wird auch angeregt, alternative Strategien in Betracht zu ziehen, um mit diesen Gedanken oder Gefühlen umzugehen bzw. sie zum Ausdruck zu bringen. Die zweite Form der Interpretation zielt allgemein darauf ab, das Verhalten des Kindes auf der Grundlage vermuteter nichtbewusster Wünsche zu erklären. Am häufigsten wird ein Abwehrbedürfnis auf das Vorhandensein eines unbewussten Wunsches zurückgeführt. So könnte beispielsweise gesagt werden: «Ich glaube, du vergisst deine Träume deshalb so oft, weil du in diesen Träumen denkst, wie wütend du auf deinen Vater bist und dass du ihn am liebsten ganz schlimm bestrafen würdest wegen dem, was er dir getan hat.»

Das Ziel rekonstruktiver Interpretationen geht über die Erklärung der gegenwärtigen Vorgänge in der Psyche des Kindes hinaus. Hier geht es zusätzlich darum, welche Geschichte diese haben. Die Rekonstruktion früher Erlebnisse in diesem Kontext ist nicht ganz unumstritten. Zwar nehmen psychodynamisch orientierte Psychotherapeuten oft an, dass die Repräsentation, die das Kind von ihnen aufbaut, durch seine früheren Erfahrungen mit den primären Bezugspersonen beeinflusst wird, dies heißt jedoch nicht unbedingt, dass die kindliche Repräsentation des Therapeuten diese Erfahrungen direkt widerspiegelt. So kann ein Kind den Therapeuten beispielsweise als Kritiker erleben, der unaufhörlich das Selbstvertrauen und das Wohlbefinden des Kindes untergräbt. Damit externalisiert es offensichtlich eine internale repräsentationale Figur, von der es sich ständig herabgesetzt und kritisiert fühlt. Eine solche Repräsentation muss jedoch nicht unbedingt bedeuten, dass es tatsächlich in der Vergangenheit des Kindes einen überkritischen Erwachsenen gegeben hat, sondern sie kann auch das Produkt eines defensiven Manövers darstellen. Eine sichere therapeutische Interpretation könnte also lauten: «Ich glaube, deine Angst, dass ich dich kritisieren könnte, hat etwas damit zu tun, dass es in deinem Kopf eine Stimme gibt, die immer wieder sagt, dass du so ein böses Kind bist, dass dich niemand leiden kann.» Es wäre indes nicht klug, davon auszugehen, dass eine derartige kritische Figur tatsächlich eine Rolle in der Vergangenheit des Kindes gespielt hat. Bei einem solchen «internalen Objekt» handelt es sich mit größerer Wahrscheinlichkeit um einen abgespaltenen Teil der Selbstrepräsentation des Kindes, der zwar auf der Internalisierung einer tatsächlich destruktiven und aggressiven Bezugsperson beruhen kann, bei dem es sich aber auch um einen verleugneten destruktiven oder aggressiven Anteil des Kindes handeln kann, der genau deshalb abgespalten wurde, weil angesichts der wahrgenommenen Freundlichkeit des realen Elternteils derartige aggressive Impulse für das Kind völlig unannehmbar und unerträglich waren. In beiden Fällen muss in rekonstruktiven Interpretationen darauf eingegangen werden, wie unannehmbar ein Kind selbst den kleinsten Rest von Aggression und Destruktivität findet, der als Teil der Selbststruktur geblieben ist – auf die Unannehmbarkeit solcher Gefühle gegenüber dem Therapeuten/Vater und darauf, in welchem Zusammenhang die Ängste des Kindes, etwa vor Einbrechern, mit seiner Vorstellung davon stehen, wie sein Vater auf seine aggressiven Gefühle reagiert. Durch das Thematisieren dieser defensiven Aspekte kann es dem Kind allmählich gelingen, seine inneren Maßstäbe für annehmbare Gedanken und Gefühle zu modifizieren und die destruktive Aggression als Teil seiner Selbstrepräsentation zu akzeptieren, was zu einem besser integrierten und flexibleren Umgang mit sich und anderen führt.

Die Interventionen des Therapeuten konzentrieren sich also vor allem auf Abwehrmechanismen, Bedürfnisse und vergangene oder gegenwärtige Erfahrungen. Allen diesen Interventionen ist gemein, dass der Schwerpunkt auf dem emotionalen Erleben des Kindes in Bezug auf diese Bereiche liegt. Das therapeutische Handeln psychoanalytischer Psychotherapie soll «Arbeit in der Übertragung» (Strachey, 1934) sein. Die Interaktion des Kindes mit dem Therapeuten wird im Laufe des Fortschreitens der Therapie, wenn sich internale Beziehungsrepräsentationen immer mehr in der Beziehung zum

Therapeuten niederschlagen, emotional zunehmend intensiver. Das «Durcharbeiten» – dem Kind zu helfen, seine Reaktionen auf den Therapeuten auf der Grundlage seiner eigenen Ängste, Konflikte und Abwehrmechanismen zu verstehen – steht im Zentrum der therapeutischen Arbeit. Die Entwicklung der Übertragung wird gefördert durch: (a) die Neutralität des Therapeuten, (b) die emotionale Verfügbarkeit (das Eingehen auf die Nöte des Kindes), (c) die Ermutigung, Gedanken und Gefühle frei zum Ausdruck zu bringen, (d) die Regelmäßigkeit und Beständigkeit der therapeutischen Struktur und (e) die Wahrnehmung des Therapeuten durch das Kind als unterstützend und wohlwollend (Chethik, 1989). Die Übertragungsbeziehung ist wie ein Fenster, das einen Einblick sowohl in die Beziehung zu den wichtigsten Bezugspersonen gewährt, so wie sie vom Kind erlebt werden, als auch in Aspekte des Selbsterlebens des Kindes – insbesondere solche Aspekte, die das Kind als unannehmbar empfindet und rasch auf die Person des Therapeuten externalisieren will. Seine besondere Rolle ermöglicht es dem Therapeuten, etwas über die Innenwelt des Kindes zu erfahren. Verzerrte mentale Repräsentationen werden identifiziert, geklärt und verstanden und im Idealfall mit reiferen Aspekten des kindlichen Denkens versöhnt (Abrams, 1988).

So zeigte beispielsweise ein schüchterner, verängstigter und zurückgezogener achtjähriger Junge, der wegen einer depressiven Störung in Therapie kam, ein ausgesprochen aggressives Beziehungsverhalten gegenüber seiner Therapeutin. Immer wieder machte er sich über sie lustig, kritisierte sie, warf ihr vor, dumm zu sein, und so weiter. Er versuchte sie zu schikanieren und verhielt sich sehr herablassend ihr gegenüber. Die Therapeutin wies den Jungen immer wieder sanft darauf hin, dass er sich oft als unzulänglich ansah, und brachte ihn in Situationen, in denen dies offensichtlich war. Vorsichtig brachte sie den Gedanken ein, dass es für den Jungen anscheinend besser – sicherer – war, unbedeutend und ein «Nichtsnutz» zu sein, da er auf diese Weise die Gefahr umging, die Therapeutin oder die Eltern enttäuschen zu müssen. Zuletzt wurde das Problem auf die Schuldgefühle zurückgeführt, die ihm sadistisch-aggressive Gefühle seinem kleinen Bruder gegenüber verschafften, dessen Geburt dem Einsetzen seiner Depression vorausgegangen war.

Das Ende der Behandlung kündigt sich an durch (a) eine Verbesserung der Symptomatik, (b) verbesserte Beziehungen zu Familienmitgliedern und Gleichaltrigen, (c) die Fähigkeit, die normalen Entwicklungsmöglichkeiten zu nutzen, (d) die Fähigkeit, mit neu auftretenden äußeren Stressfaktoren umzugehen, und (e) die Fähigkeit, die Therapie effektiver zu nutzen (das Erleben der Therapie als hilfreich, das Zulassen der Interpretationen der

Therapeutin, die Bereitschaft, Gefühle zu zeigen, das Äußern sowohl von Dankbarkeit als auch von Kritik und Ärger, das Erkennenlassen von Einsicht, Humor und einer gesunden Selbstironie etc.) (Kernberg, 1995). Eine klassische psychodynamische Behandlung dieser Art ist in der Regel nicht besonders lang; schon durch eine einjährige Behandlung mit einer wöchentlichen Therapiesitzung kann viel erreicht werden, wenngleich die Therapien in der Regel achtzehn Monate bis zwei Jahre dauern (Fonagy & Target, 1996c).

## Therapeutische Ansätze zur Behandlung gestörter psychischer Prozesse

Nicht alle Kindheitsstörungen sprechen gleich gut auf psychotherapeutische Interventionen an. Besonders problematisch erweist sich oft die Behandlung von Kindern, bei denen eine narzisstische, eine Borderline- oder eine schwere Verhaltensstörung bzw. ein delinquentes Verhaltensmuster diagnostiziert wird. In den letzten Jahrzehnten wurde der psychodynamische Behandlungsansatz auch auf diese Störungskategorien ausgeweitet (siehe z. B. Bleiberg, 1987, 1994a, 1994b; Marohn, 1991; Rinsley, 1989). Während aus psychodynamischer Perspektive die meisten so genannten neurotischen Störungen bei Kindern mit verzerrten Selbst- oder Fremdrepräsentationen erklärt werden können (Sandler & Rosenblatt, 1962), lassen sich die verzerrten Vorstellungen, die schwerer gestörte Kinder häufig aufweisen, nicht so gut allein mit einem interpretativen therapeutischen Ansatz angehen. Vorstellungen, die weniger schwer gestörte Kinder meist verdrängen (Aggressionen oder aggressiv-sexuelle Fantasien), sind solchen Kindern oft bewusst zugänglich; entsprechend ist die Einsicht in diese Vorstellungen von geringer therapeutischer Relevanz. Die bekannten Abwehrmechanismen sind oft kaum erkennbar. Das Ansprechen der Ängste der Kinder führt nur selten dazu, dass diese sich verstanden fühlen, sondern verwirrt sie eher. Ein psychodynamisches Verständnis dieser Kinder wird jedoch dann möglich, wenn wir davon ausgehen, dass sich die defensiven Operationen bei ihnen nicht einfach in einer Modifikation spezifischer Gedanken und Gefühle äußern, sondern in einer Veränderung der psychischen Prozesse, welche die mentalen Repräsentationen generieren (Fonagy et al., 1993). So ist es für Kinder, die von ihren primären Bezugspersonen traumatisiert wurden, äußerst schmerzhaft, sich mit deren Gefühlen und Gedanken zu befassen, da diese, zumindest aus ihrer Sicht, die Absicht beinhalten müssen, ihnen wehzutun (Fonagy, 1991). Ihre Abwehr besteht daher darin, die psychologi-

31

schen Funktionen (mentalen Prozesse) zu blockieren, welche die Repräsentationen psychischer Vorgänge hervorbringen, zumindest im Kontext von Bindungsbeziehungen (Fonagy et al., 1995).

Der therapeutische Ansatz in der Behandlung von blockierten mentalen Prozessen muss sich qualitativ von den Ansätzen unterscheiden, die in der Behandlung neurotischer Kinder hilfreich sind. Die Aufgabe des Therapeuten besteht darin, dem Kind das Gefühl zurückzugeben, dass ihm keine Gefahr droht, wenn es sich seiner mentalen Fähigkeiten in vollem Umfang bedient. Es kann angenommen werden, dass die meisten mentalen Prozesse zumindest potenziell verfügbar sind und die freie Exploration von Gedanken und Vorstellungen dazu dient, die massive Abwehr des Kindes aufzuweichen. Therapeutische Ansätze zur Behandlung solcher Kinder betonen zunehmend, dass es wichtig ist, Gelegenheiten zum «Spielen mit Vorstellungen» *(playing with ideas)* zu schaffen (Fonagy & Target, 1996b). Das Vorgehen selbst weicht dabei gar nicht so sehr vom klassischen Ansatz ab – nur das Ziel ist ein anderes (Fonagy & Target, 1998). Weder das Aufdecken verdrängter Erinnerungen oder Gefühle noch die Einsicht in die unbewussten Gründe der Verdrängung ist für eine therapeutische Veränderung entscheidend. Vielmehr kann allein schon der Prozess des Verstehens oder der Akt des Betrachtens von Gefühlen und Vorstellungen schwer gestörte Kinder dabei unterstützen, ihre Fähigkeit zurückzugewinnen, psychische Vorgänge zu regulieren, zu organisieren und zu repräsentieren. Einige der Techniken, die dazu erforderlich sind, wurden zuvor systematisch aus der psychodynamischen Arbeit mit Kindern ausgeschlossen, weil sie nicht mit dem Prinzip der therapeutischen Neutralität vereinbar erschienen.

Effektive Interventionen sind überraschend einfach und umfassen Strategien wie (a) die Förderung reflexiver Prozesse durch Beobachtung und Verbalisierung der Gefühle des Kindes, (b) die Förderung der Impulskontrolle, indem das Kind dabei unterstützt wird, Möglichkeiten zu finden, seine Impulse in sozial akzeptable Verhaltensweisen zu kanalisieren, (c) der Aufbau kognitiver selbstregulatorischer Strategien durch Symbolisierung und Metaphern sowie dadurch, dass der Therapeut seine eigene Fähigkeit demonstriert, Erfahrungen durch Reflexion und Gespräche zu verarbeiten, (d) die Förderung von Interesse an den psychischen Vorgängen anderer, indem zumindest anfänglich die Aufmerksamkeit des Kindes auf die innere Verfassung des Therapeuten gelenkt wird, (e) die Entwicklung der Fähigkeit des Kindes zu spielen, zunächst mit Objekten, später mit anderen und schließlich mit Gefühlen und Gedanken, sowie (f) das Bemühen, dem Kind zu zeigen, dass es viele Möglichkeiten gibt, die physikalische Realität zu sehen (Bleiberg et al., 1997). So betrachtet handelt es sich bei der psychodynamischen Therapie nicht mehr um eine vorwiegend einsichtsorientierte, auf die Lösung von Konflikten gerichtete psychologische Behandlung, sondern um einen entwicklungsorientierten, auf die Stärkung mentaler Prozesse ausgerichteten Ansatz. Dieser steht in Nachbarschaft zu verschiedenen anderen therapeutischen Orientierungen wie beispielsweise der systemischen Familientherapie und der kognitiv-behavioralen Therapie (KBT). So zielen beispielsweise sowohl die KBT als auch die auf die mentalen Prozesse gerichtete psychodynamische Psychotherapie auf eine Verbesserung der kindlichen Fähigkeit ab, Erfahrungen zu organisieren und zu strukturieren. Der Unterschied liegt darin, dass der kognitive Ansatz den Schwerpunkt auf spezielle mentale Schemata legt, während der psychodynamische Ansatz auf den Ausbau einer ganzen Reihe von Fähigkeiten hinarbeitet. Wir nehmen an, dass die Effektivität der beiden therapeutischen Orientierungen zu einem großen Teil auf einem Wiedererstarken des Vertrauens des Kindes in die Selbstorganisation innerer Zustände beruht. Ein stärker fokussierter Ansatz eignet sich dabei wahrscheinlich eher für Kinder mit weniger massiven Störungen. Bislang liegen jedoch keine Belege vor, auf die sich eine solche Unterscheidung stützen könnte.

## Schlussfolgerungen

Die psychodynamische Psychotherapie verfügt über einen hoch entwickelten und hilfreichen Fundus an Theorien, die schon mehrere Generationen von Therapeuten in ihrer Arbeit inspiriert haben. Psychodynamisches Gedankengut kommt nicht nur in der Behandlung psychischer Störungen zur Anwendungen, sondern auch in vielen anderen Bereichen: in der Psychologie, anderen Sozialwissenschaften, der Literatur, der Kunst etc. Die psychodynamische Therapie ist eine der ältesten theoretisch fundierten Verfahren zur psychologischen Behandlung psychischer Störungen (einzig die Hypnose ist älter). Dennoch steckt sie in Bezug auf die empirische Untersuchung sowohl der Konstrukte, auf denen sie beruht, als auch der therapeutischen Wirkung der Methode noch in den Kinderschuhen.

Zu den Schwachstellen des psychodynamischen Ansatzes zählen: (a) das Fehlen von Operationalisierungen, (b) die unkritische Anwendung des Ansatzes auf ein breites Spektrum an Störungen («Eine-für-alles-Methode»), (c) das weitgehende Fehlen von Belegen für ihre Wirksamkeit, (d) die Überschätzung des Wertes von Einzelfallstudien, (e) die mangelnde Präzision von Behandlungszielen, (f) das Risiko unnötig in die Länge gezogener Behandlungen, (g) eine beträchtliche Heterogenität der therapeutischen Ansätze innerhalb der Kategorie mit negativen Konsequenzen für die Integration und Bündelung der Ressourcen und (h) eine stark ablehnende Haltung vieler psychodynamisch orientierter Therapeuten gegenüber systematischer Bewertung und Überprüfung.

Viele von uns sind jedoch trotz des Wissens um die bestehenden Schwachpunkte des Ansatzes nach wie vor von seinem besonderen Wert überzeugt – nicht nur als Methode zur Untersuchung der psychologischen Schwierigkeiten der Kindheit, sondern auch als klinisches Interventionsverfahren bei Kindern, die wir mit anderen Methoden nur schwer erreichen können. Psychodynamisch orientierte Kindertherapeuten sind sich der großen Herausforderung durchaus bewusst, vor der sie stehen, wenn sie therapeutische Einrichtungen und deren Klienten vom einzigartigen Wert ihres Ansatzes überzeugen wollen. Es liegt noch viel Arbeit vor uns, jedoch entwickelt sich gerade eine neue Forschungskultur innerhalb der psychoanalytischen Gemeinschaft (Emde & Fonagy, 1997). Es besteht, wie wir glauben, Anlass zu der Hoffnung, dass im Laufe der nächsten zehn Jahre in erheblichem Umfang neue Belege vorgelegt werden können, die den spezifischen Wert des Ansatzes für die langfristige Entwicklung von Kindern mit psychischen Störungen aufzeigen werden. An einer Reihe von Zentren in mehreren Ländern der Erde werden derzeit entsprechende Arbeiten durchgeführt, und früher oder später wird sich zeigen, ob die psychodynamische Therapie wirksam ist und, wenn ja, für wen.

Der vorliegende Band ist ein Beispiel für eine derartige Unternehmung. Die Personen, die an der Entwicklung der Mutter-Kind- und Vater-Kind-Psychotherapie beteiligt waren, und diejenigen, die mit dem Ansatz arbeiten, sind bereit und in der Lage, ihr Vorgehen einer seriösen und gründlichen empirischen Überprüfung zu unterziehen. Der Evaluationsprozess besteht aus einer Abfolge bestimmter Schritte (Roth & Fonagy, 1996). Am Anfang steht die therapeutische Innovation: Im klinischen Kontext wird ein neues Konzept entwickelt, von dem Patienten möglicherweise profitieren können. Bei der Mutter-Kind- und Vater-Kind-Therapie handelt es sich um einen solchen innovativen Ansatz. In einem zweiten Schritt werden Falldarstellungen erarbeitet, in denen sowohl die Intervention dokumentiert wird als auch spezifische Hypothesen in Bezug auf den zu erwartenden Nutzen aufgestellt werden. Für die Mutter-Kind- und Vater-Kind-Psychotherapie liegen viele solcher Fallberichte vor, von denen ein Teil im Literaturverzeichnis am Ende des Bandes aufgeführt ist. Auf der dritten Stufe werden eine größere Anzahl von Patienten mit dem neuen Verfahren behandelt, in der Regel in Zusammenarbeit des Begründers des Ansatzes mit Kollegen, die von ihm persönlich geschult wurden. Miriam Ben-Aaron hat in Israel

34

eine ganze Generation von Kindertherapeuten ausgebildet, die gelernt haben, ihre Technik korrekt und effektiv einzusetzen. Dabei hat sich auch herauskristallisiert, wie viel Zeit die Therapie in Anspruch nimmt und mit welchen therapeutischen Ergebnissen gerechnet werden kann. Der vierte Schritt umfasst prospektive Vorher-Nachher-Studien, bei denen vor und nach der Intervention bestimmte Patientendaten erhoben werden, um die Art und das Ausmaß der Veränderungen zu erfassen. Die Erstellung eines formellen Manuals, in dem der Therapieprozess ausführlich beschrieben wird (wie dies im vorliegenden Band geschieht), ist ein wichtiger Teil eines solchen Unterfangens. Videoaufzeichnungen, die in der Mutter-Kind- und Vater-Kind-Psychotherapie routinemäßig zum Einsatz kommen, stellen eine weitere wichtige Voraussetzung für die Bewertung eines Therapieansatzes dar. Die nächsten Schritte umfassen dann eine genaue Analyse der Wirksamkeit der Therapie über die Erhebung von Vorher-Nachher-Unterschieden bei den behandelten Kindern und ihren Familien, die dann mit denen einer Kontrollgruppe verglichen werden, die mit der bisher üblichen Methode behandelt worden ist. Dabei hängt die interne Validität der Studie (inwiefern sie kausale Schlussfolgerungen über den Wert der Behandlung zulässt) entscheidend davon ab, dass die Zuordnung zur Kontroll- oder Experimentalgruppe nach dem Zufallsprinzip («randomisiert») erfolgte.

Psychodynamisch orientierten Therapeuten wird oft – und zwar zu Recht – der Vorwurf gemacht, dass sie Neuerungen scheuen, die mit Veränderungen ihrer Arbeitsweise verbunden wären. Dies hat zu einer Aufsplitterung des Gebiets geführt, da diejenigen, die substanzielle Veränderungen bezüglich des therapeutischen Ansatzes für richtig hielten, sich gezwungen sahen, grundlegende psychoanalytische Prinzipien aufzugeben. Zu den deutlichsten Beispielen zählen die kognitive Therapie und die Familientherapie. Beide Ansätze wurden von psychodynamisch orientierten Klinikern entwickelt. Im Gegensatz dazu haben Miriam Ben-Aaron und ihre Mitarbeiter etwas geleistet, was bislang stets für sehr schwierig, wenn nicht gar unmöglich gehalten wurde. Sie haben einen neuen psychotherapeutischen Ansatz erarbeitet, ohne ihre Verbindungen zur psychoanalytischen Tradition, aus der sie stammen, zu kappen. Dadurch, dass sie ihren Ansatz einer empirischen Untersuchung zugänglich machten und damit die Voraussetzungen für eine Stärkung der empirischen Evidenz des psychodynamischen Ansatzes schufen, haben sie einen wichtigen Beitrag zur Weiterentwicklung des gesamten Gebietes geleistet. Außerdem sind sie von globalen Konstrukten, die in traditionellen psychodynamischen Untersuchungen zu einem hohen Maß an Ambiguität führen, zu spezifischen Konzepten gelangt, welche die Erhebung relevanter Daten in Zukunft erleichtern werden. Weiter zeichnet es Ben-Aaron und ihre Mitarbeiter aus, dass sie bei der Formulierung ihrer Hypothesen konsequent alternative Erklärungen in Betracht ziehen. Der Ansatz der Mutter-Kind- und Vater-Kind-Psychotherapie ist eindeutig besser geeignet, die sozialen und kulturellen Faktoren mit zu berücksichtigen, die – wie wir heute wissen – einen starken Einfluss auf die Probleme von Kindern haben. Vor allem jedoch haben die Autoren einen wichtigen Beitrag zur Beendigung der Isolation des psychoanalytischen Ansatzes geleistet, indem sie bewusst auch Erkenntnisse aus anderen Ansätzen, insbesondere der Entwicklungspsychologie, herangezogen haben. Anstatt sich ängstlich von der Vorstellung leiten zu lassen, die einzigartigen Einsichten, die die klinische Arbeit hervorbringt, könnten durch die Berücksichtigung von Ergebnissen aus Nachbardisziplinen auf irgendeine Weise Schaden nehmen, haben sie sie sich in die Reihe der aufstrebenden Entwicklungswissenschaften eingeklinkt – und dies ist vielleicht die einzige Möglichkeit zur Bewahrung der hart erarbeiteten Erkenntnisse der Psychoanalyse.

## Literatur

Abrams, S. (1988). The psychoanalytic process in adults and children. *Psychoanalytic study of the child, 43*, 245-261.

Ainsworth, M. D. S., Blehar, M. C., Waters, E. & Wall, S. (1978). *Patterns of attachment: A psychological study of the strange situation.* Hillsdale, NJ: Erlbaum.

Altman, N. (1992). Relational perspectives on child psychoanalytic psychotherapy. In Skolnick, N. J. & Warshaw, S. C. (Eds.), *Relational perspectives in psychoanalysis.* Hillsdale, NJ: Analytic Press, 175-94.

Altman, N. (1994). The recognition of relational theory and technique in child treatment. Special Issue: Child analytic work. *Psychoanalytic Psychology, 11,* 383-395.

Alvarez, A. (1993). *Live company.* London: Routledge [dt. (2001). *Zum Leben wiederfinden.* Frankfurt a. M.: Brandes & Apsel].

Bion, W. R. (1959). Attacks on linking. *International Journal of Psycho-Analysis, 40,* 308-315.

Bion, W. R. (1962). A theory of thinking. *International Journal of Psycho-Analysis, 43,* 306-310.

Bleiberg, E. (1987). Stages in the treatment of narcissistic children and adolescents. *Bulletin of the Menninger Clinic, 51*, 296-313.

Bleiberg, E. (1994a). Borderline disorders in children and adolescents: The concept, the diagnosis and the controversies. *Bulletin of the Menninger Clinic, 58,* 169-196.

Bleiberg, E. (1994b). Neurosis and conduct disorders. In Oldham, J. M. & Riba, M. B. (Eds.), *American Psychiatric Press Review of Psychiatry.* Washington DC: American Psychiatric Press, Vol. 13, 493-518.

Bleiberg, E., Fonagy, P. & Target, M. (1997). Child psychoanalysis: Critical overview and a proposed reconsideration. *Psychiatric Clinics of North America, 6,* 1-38.

Bower, T. R. (1989). *The rational infant: Learning in infancy.* New York: WH Freeman.

Bowlby, J. (1969). *Attachment and loss, Vol. 1: Attachment.* London: Hogarth Press and the Institute of Psycho-Analysis [dt. (1975). *Bindung: Eine Analyse der Mutter-Kind-Beziehung.* München: Kindler].

Bowlby, J. (1973). *Attachment and loss, Vol. 2: Separation: Anxiety and anger.* London: Hogarth Press and the Institute of Psycho-Analysis [dt. (1976). *Trennung: Psychische Schäden als Folge der Trennung von Mutter und Kind.* München: Kindler].

Bowlby, J. (1980). *Attachment and loss, Vol. 3: Loss: Sadness and depression.* London: Hogarth Press and the Institute of Psycho-Analysis [dt. (1983). *Verlust, Trauer und Depression.* Frankfurt a. M.: Fischer].

Brenner, C. (1982). *The mind in conflict.* New York: International Universities Press [dt. (1986). *Elemente des seelischen Konflikts.* Frankfurt a. M.: S. Fischer].

Chethik, M. (1989). *Techniques of child therapy: Psychodynamic strategies.* New York: Guilford Press.

Clarkin, J. F., Kernberg, O. F. & Yeomans, F. (1999). *Transference-focused psychotherapy for borderline personality disorder patients.* New York: Guilford Press.

Cohen, D. J., Towbin, K. E., Mayes, L. & Volkmar, F. (1994). Developmental psychopathology of multiplex developmental disorder. In Friedman, S. L. & Haywood, H. C. (Eds.), *Developmental follow-up: Concepts, domains and methods.* New York: Academic Press, 155-182.

Cummings, E. M. & Davies, P. T. (1994). Maternal depression and child development. *Journal of Child Psychology and Psychiatry, 35,* 73-112.

DeFolch, T. E. (1988). Guilt bearable or unbearable: A problem for the child in analysis. Special issue: Psychoanalysis of children. *International Review of Pycho-Analysis, 15,* 13-24.

Emde, R. N. & Fonagy, P. (1997). Editorial: An emerging culture for psychoanalytic research? *International Journal of Psycho-Analysis, 78,* 643-651.

Fairbairn, W. R. D. (1952). *An object-relations theory of the personality.* New York: Basic Books [1954].

Fonagy, P. (1991). Thinking about thinking: Some clinical and theoretical considerations in the treatment of a borderline patient. *International Journal of Psycho-Analysis, 72,* 1-18.

Fonagy, P., Edgcumbe, R., Moran, G. S., Kennedy, H. & Target, M. (1993). The roles of mental representations and mental processes in therapeutic action. *The Psychoanalytic Study of the Child, 48,* 9-48.

Fonagy, P., Steele, M., Steele, H., Leigh, T., Kennedy, R., Mattoon, G. & Target, M. (1995). The predictive validity of Mary Main's Adult Attachment Interview: A psychoanalytic and developmental perspective on the transgenerational transmission of attachment and borderline states. In Goldberg, S., Muir, R. & Kerr, J. (Eds.), *Attachment theory: Social developmental and clinical perspectives.* Hillsdale NJ: Analytic Press, 233-78.

Fonagy, P. & Target, M. (1996a). A contemporary psychoanalytical perspective: Psychodynamic developmental therapy. In Hibbs, E. & Jensen, P. (Eds), *Psychosocial treatments for child and adolescent disorders: Empirically based approaches.* Washington DC: APA and NIH, 619-38.

Fonagy, P. & Target, M. (1996b). Playing with reality, I: Theory of mind and the normal development of psychic reality. *International Journal of Psycho-Analysis, 77,* 217-33.

Fonagy, P. & Target, M. (1996c). Predictors of outcome in child psychoanalysis: A retrospective study of 763 cases at the Anna Freud Centre. *Journal of the American Psychoanalytic Association, 44,* 27-77.

Fonagy, P. & Target, M. (1998). Mentalization and the changing aims of child psychoanalysis. *Psychoanalytic Dialogues, 8,* 87-114.

Freud, A. (1946). *The psychoanalytic treatment of children.* London: Imago Publishing.

Freud, A. (1965). *Normality and pathology in childhood.* Harmondsworth: Penguin Books [dt. (1968). *Wege und Irrwege in der Kinderentwicklung.* Bern: Hans Huber].

Freud, S. (1900). Die Traumdeutung. In Freud, A., Bibring, E., Hoffer, W., Kris E. & Isakower, O. (Hrsg.), *Gesammelte Werke.* London: Imago Publishing, Bd. 2/3.

Freud S. (1905). Drei Abhandlungen zur Sexualtheorie. In Freud, A., Bibring, E., Hoffer, W., Kris, E. & Isakower, O. (Hrsg.), *Gesammelte Werke.* London: Imago Publishing, Bd. 5, S. 27, 33-145.

Freud, S. (1909). Analyse der Phobie eines fünfjährigen Knaben. In Freud, A., Bibring, E., Hoffer, W., Kris, E. & Isakower, O. (Hrsg.), *Gesammelte Werke.* London: Imago Publishing,, Bd. 7, S. 241-377.

Freud (1920). Jenseits des Lustprinzips. In Freud, A., Bibring, E., Hoffer, W., Kris, E. & Isakower, O. (Hrsg.), *Gesammelte Werke.* London: Imago Publishing, Bd. 13, S. 1-69.

Freud (1923). Das Ich und das Es. In Freud, A., Bibring, E., Hoffer, W., Kris, E. & Isakower, O. (Hrsg.), *Gesammelte Werke.* London: Imago Publishing, Bd. 13, S. 237-289.

Freud S. (1926). Die Frage der Laienanalyse. In Freud, A., Bibring, E., Hoffer, W., Kris, E. & Isakower, O. (Hrsg.), *Gesammelte Werke.* London: Imago Publishing, Bd. 14, S. 207-286.

Freud, S. (1930). Das Unbehagen in der Kultur, In Freud, A., Bibring, E., Hoffer, W., Kris, E. & Isakower, O. (Hrsg.), *Gesammelte Werke.* London: Imago Publishing, Bd. 14, S. 419-506.

Freud (1933). Neue Folge der Vorlesungen zur Einführung in die Psychoanalyse. In Freud, A., Bibring, E. & Kris, E. (Hrsg.), *Gesammelte Werke.* London: Imago Publishing, Bd. 15.

Glenn, J. (1978). *Child analysis and therapy.* New York: Aronson.

Goldstein, J., Freud, A. & Solnit, A. J., (1973). *Beyond the best interests of the child.* New York: Free Press [dt. (1974). *Jenseits des Kindeswohls.* Frankfurt a. M.: Suhrkamp].

Golinkoff, R. M., Harding, C. B., Carlson, V. & Sexton, M. E. (1984). The infant's perception of causal events: The distinction between animate and inanimate objects. In Lipsitt, L. P. & Rovee-Collier, C. (Eds.), *Advances in infancy research.* Norwood, NJ: Ablex.

Hartmann, H. (1939). *Ego psychology and the problem of adaptation.* New York: International Universities Press [1958] [dt. (1960). *Ich-Psychologie und Anpassungsproblem.* Stuttgart: Klett].

Hartmann, H. (1955). Notes on the theory of sublimation. In *Essays on ego psychology.* New York: International University Press [1964], 215-40 [dt. (1964). *Ich-Psychologie: Studien zur psychoanalytischen Theorie.* Stuttgart: Klett].

Hoffman, L. (1993). An introduction to child psychoanalysis. *Journal of Clinical Psychoanalysis, 2,* 5-26.

Hug-Helmuth, H. (1920). Child psychology and education. *International Journal of Psycho-Analysis, 1,* 316-23.

Jacobson, E. (1964). *The self and the object world.* New York: International Universities Press [dt. (1973). *Das Selbst und die Welt der Objekte.* Frankfurt a. M.: Suhrkamp].

Johnson, E. (1982). Principles and techniques in drama therapy. *International Journal of Arts and Psychotherapy, 9,* 83-90.

Kernberg, O. F. (1975). *Borderline conditions and pathological narcissism.* New York: Jason Aronson [dt. (1978). *Borderline-Störungen und pathologischer Narzissmus.* Frankfurt a. M.: Suhrkamp].

Kernberg, O. F. (1976). *Object relations theory and clinical psychoanalysis.* New York: Aronson [dt. (1981). *Objektbeziehungen und Praxis der Psychoanalyse.* Stuttgart: Klett-Cotta].

Kernberg, O. F. (1987). An ego psychology-object relations theory approach to the transference. *Psychoanalytic Quarterly, 51,* 197-221.

Kernberg, P. F. (1995). Child psychiatry: Individual psychotherapy. In Kaplan, H. I. & Sandock, B. J. (Eds.), *Comprehensive Textbook of psychiatry, 6th edn.* Baltimore, MD: Williams & Wilkins, 2399-412.

King, P. & Steiner, R. (1991). *The Freud-Klein controversies.* London: Routledge [dt. (2000). *Die Freud/Klein-Kontroversen 1941-1945.* Stuttgart: Klett-Cotta].

Klein, M. (1932). *The psycho-analysis of children.* London: Hogarth Press [dt. (1932). *Die Psychoanalyse des Kindes.* Wien: Internationaler Psychoanalytischer Verlag].

Klein, M. (1946). Notes on some schizoid mechanisms. In Klein, M., Heimann, P., Isaacs, S. & Riviere, J. (Eds.), *Developments in Psychoanalysis.* London: Hogarth Press, 292-320.

Klein, M. (1952). The origins of transference. In *The writings of Melanie Klein.* London: Hogarth Press [1975], 48-56 [dt. (1995). *Gesammelte Schriften.* Stuttgart-Bad Cannstatt: Fromman-Holzboog].

Klein, M., Heimann, P., Issacs, S. & Riviere, J. (Eds.), *Developments in psychoanalysis.* London: Hogarth Press.

Klerman, G. L., Wiessman, M. M., Rounsaville, B. J. & Chevron, E. S. (1984). *Interpersonal psychotherapy of depression.* New York: Basic Books.

Kohut, H. (1971). *The analysis of the self.* New York: International Universities Press [dt. (1973). *Narzissmus: Eine Theorie der psychoanalytischen Behandlung narzisstischer Persönlichkeitsstörungen.* Frankfurt a. M.: Suhrkamp].

Kohut, H. (1977). *The restoration of the self.* New York: International Universities Press [dt. (1979). *Die Heilung des Selbst.* Frankfurt a. M.: Suhrkamp].

Luborsky, L. (1984). *Principles of psychoanalytic psychotherapy. A manual for supportive-expressive (SE) treatment.* New York: Basic Books [dt. (1988). *Einführung in die analytische Psychotherapie.* Berlin: Springer].

Mahler, M. (1968). *On human symbiosis and the vicissitudes of individuation.* New York: International Universities Press [dt. (1972). *Symbiose und Individuation.* Stuttgart: Klett].

Main, M., Kaplan, N. & Cassidy, J. (1985). Security in infancy, childhood and adulthood: A move to the level of representation. In Bretherton, I. & Waters. E. (Eds.), *Growing points of attachment theory and research monographs of the Society for Research in Child Development.* Chicago: Chicago University Press, Vol. 50, 66-104.

Marohn, R. C. (1991). Psychotherapy of adolescents with behavioral disorders. In Slomowitz, M. (Ed.), *Adolescent Psychotherapy.* Washington DC: American Psychiatric Press, 145-161.

Masterson, J. F. (1972). *Treatment of the borderline adolescent: A developmental approach.* New York: Wiley Interscience.

O'Shaughnessy, E. (1988). W. R. Bion's theory of thinking and new techniques in child analysis. In Spillius, E. B. (Ed.), *Melanie Klein today: Developments in theory and practice, Vol. 2: Mainly Practice.* London: Routledge, 177-90 [dt. (1991). *Melanie Klein heute: Entwicklungen in Theorie und Praxis, Bd. 2: Anwendungen.* Stuttgart: J. G. Cotta'sche Buchhandlung].

Pine, F. (1985). *Developmental theory and clinical process.* New Haven CT: Yale University Press.

Rinsley, D. B. (1977). An object relations view of borderline personality. In Hartocollis P. (Ed.), *Borderline personality disorders: The concept, the syndrome, the patient.* New York: International Universities Press, 47-70.

Rinsley, D. B. (1989). Notes on the developmental pathogenesis of narcissistic personality disorder. *Psychiatric Clinics of North America, 12,* 695-707.

Rose, S. D. (1972). *Treating children in groups.* London: Jossey-Bass.

Rosenfeld, H. (1971). Contribution to the psychopathology of psychotic states: The importance of projective identification in the ego structure and object relations of the psychotic patient. In Spillius E. B. (Ed.), *Melanie Klein today.* London: Routledge [1988], 117-37 [dt. (1991). *Melanie Klein heute: Entwicklungen in Theorie und Praxis, Bd. 1: Beiträge zur Theorie.* Stuttgart: J. G. Cotta'sche Buchhandlung].

Roth, A. & Fonagy, P. (1996). *What works for whom? A critical review of psychotherapy research.* New York: Guilford.

Sandler, J. (1987). *From safety to the superego: Selected papers of Joseph Sandler.* New York: Guilford Press.

Sandler, J., Kennedy, H. & Tyson, R. (1980). *The technique of child analysis: Discussions with Anna Freud.* London: Hogarth Press [dt. (1982). *Kinderanalyse: Gespräche mit Anna Freud.* Frankfurt a. M.: S. Fischer].

Sandler, J. & Rosenblatt, B. (1962). The concept of the representational world. *The Psychoanalytic Study of the Child, 17,* 128-45.

Schaefer, C. E. & Cangelosi, D. M. (Eds.) (1993). *Play therapy techniques.* Northway, NJ: Aronson.

Selvini Palazzoli, M., Boscolo, L., Cecchin, G. & Prata, G. (1978). *Paradox and counterparadox.* New York: Aronson [dt. (1977). *Paradoxon und Gegenparadoxon.* Stuttgart: Klett].

Simon, M. R. (1992). *The symbolism of style: Art as therapy.* London: Routledge.

Sroufe, L. A. (1990). An organizational perspective on the self. In Cicchetti, D. & Beeghly, M. (Eds.), *The self in transition: Infancy to childhood.* Chicago: University of Chicago Press, 281-307.

Stern, D. N. (1985). *The interpersonal world of the infant: A view from psychoanalysis and developmental psychology.* New York: Basic Books [dt. (1992). *Die Lebenserfahrung des Säuglings.* Stuttgart: Klett-Cotta].

Strachey, J. (1934). The nature of the therapeutic action of psychoanalysis. *International Journal of Psycho-Analysis, 50,* 275-292.

Sullivan, H. S. (1953). *The interpersonal theory of psychiatry.* New York: Norton [dt. (1980). *Die interpersonale Theorie der Psychiatrie.* Frankfurt a. M.: S. Fischer].

Towbin, K. E., Dykens, E. M., Pearson, G. S. & Cohen, D. J. (1993). Conceptualising borderline syndrome of childhood and childhood schizophrenia as a developmental disorder. *Journal of the American Academy of Child and Adolescent Psychiatry, 32,* 775-82.

Tyson, P. (1992 December). Neurosis in childhood and in psychoanalysis. Paper presented at the Annual Meeting of the American Psychoanalytic Association.

Tyson, R. L. & Tyson, P. (1986). The concept of transference in child psychoanalysis. *Journal of the American Academy of Child Psychiatry, 25,* 30-39.

Warshaw, S. C. (1992). Mutative factors in child psychoanalysis: A comparison of diverse relational perspectives. In Skolnick N. J. & Warschaw, S. C. (Eds.), *Relational perspectives in psychoanalysis.* Hillsdale NJ: Analytic Press, 141-173.

Winnicott, D. W. (1965). *The maturational process and the facilitating environment.* London: Hogarth Press [dt. (1974). *Reifungsprozesse und fördernde Umwelt.* München: Kindler].

Winnicott, D. W. (1971). *Playing and reality.* London: Tavistock [dt. (1973). *Vom Spiel zur Kreativität.* Stuttgart: Klett].

# Kapitel 1

# Mutter-Kind- und Vater-Kind-Psychotherapie: Eine Einführung

Bei der Mutter-Kind- und Vater-Kind-Psychotherapie handelt es sich um einen dynamischen, kurztherapeutischen Ansatz zur Behandlung von Beziehungsstörungen bei Kindern im Alter zwischen etwa drei und sieben Jahren.

Die Mutter-Kind-Dyade und die Vater-Kind-Dyade treffen sich im jeweils zweiwöchigen Abstand mit demselben Therapeuten, so dass das Kind mindestens einmal pro Woche zur Behandlung kommt. Daneben gibt es auch regelmäßige Sitzungen mit der Eltern-Dyade. Das Therapieziel besteht darin, die erlebten Interaktionen der Dyade so zu verändern, dass es zu befriedigenderen Beziehungen kommt.

Die Dynamik der kindlichen Entwicklung stört immer wieder das Gleichgewicht der Eltern-Kind-Beziehung. Dies führt zu Schwierigkeiten und Spannungen in den Beziehungen, die sehr belastend für die Eltern oder das Kind bzw. für beide Seiten sein können. Zum Aufsuchen eines Therapeuten kommt es in der Regel aufgrund von wiederkehrendem unangemessenem Verhalten des Kindes im Alltag. Wir betrachten diese manifesten Störungen als überwiegend reaktiv in dem Sinne, dass in ihnen pathologische Beziehungen zum Ausdruck kommen und sie im Zusammenhang mit elterlichen Konflikten und/oder Schwierigkeiten stehen, den sich ständig verändernden Entwicklungsbedürfnissen des Kindes gerecht zu werden. Daraus folgt, dass der therapeutische Prozess nicht ohne eine Mitwirkung der Eltern bei der Überwindung der Verhaltensschwierigkeiten des Kindes auskommt.

Der *Therapeut* gibt einen Rahmen vor, der allen Beteiligten ein Gefühl von Sicherheit verschafft, und erleichtert es den Eltern dadurch, dass er sie in ihrer Elternrolle stärkt und ihnen hilft, blockierte Fähigkeiten auszubauen, ein Erfahrungsverständnis für ihr Kind zu entwickeln und zwischen den eigenen Wünschen und Bedürfnissen und denen des Kindes zu unterscheiden. Die Unterstützung und Förderung des Therapeuten und die aktive Teilnahme des Kindes an den therapeutischen Sitzungen ermöglicht es den Eltern, die unmittelbaren affektiven Erfahrungen mit den expliziten und impliziten Bedeutungen der ausagierten oder erzählten, bewussten und unbewussten Themen in ihre Beziehungen zu integrieren.

Als Therapeuten beobachten wir empathisch und teilnehmend die wiederkehrenden Muster und typischen Interaktionsabläufe jeder Dyade, ihre erinnerten und fantasierten Bezüge sowie die für die subjektive Bedeutung der Erfahrungen relevanten emotionalen Prozesse. In dem Raum, den die therapeutische Sitzung vorgibt, können die Dyaden miteinander kommunizieren und auf verschiedenen Ebenen in ihren jeweiligen Rollen Bedeutungen kokonstruieren: von unmittelbaren Erfahrungen, wie dem Handeln und Spielen innerhalb der Sitzungen, Selbst- und Fremdbeobachtungen bis zu Gesprächen über Dinge, die sich außerhalb der Sitzungen ereignet haben. In der Rolle des «teilnehmenden Beobachters» wird der Therapeut zum Interpreten der Beziehung und fördert ein reflektierteres und emphatischeres Verständnis bei den Eltern und beim Kind. Dazu schafft er eine Umgebung, in der sich sowohl Kind als auch Eltern sicher fühlen können. Eine entscheidende Voraussetzung dafür ist es, die Eltern in ihrer Rolle zu unterstützen und dadurch ihr Vertrauen in die Zusammenarbeit mit dem Therapeuten im Interesse des Kindes zu stärken.

Der Therapeut als teilnehmender Beobachter der drei Dyaden (Mutter-Kind, Vater-Kind und Mutter-Vater) sorgt für die Kontinuität des therapeutischen Prozesses und unterstützt die Integration der Selbst- und Fremdrepräsentationen der Beteiligten. Im Bewusstsein seines Einflusses, den er als Teilnehmer auf den Gegenstand seiner Beobachtung hat, erfährt der Therapeut aus den Rollen, die ihm angetragen werden, und aus seiner eigenen «aktualisierten Rollen-Responsiveness» – ein wichtiges Element in seiner «nützlichen Gegenübertragung» (Sandler, 1976, S. 45) – viel über die gewünschten und tatsächlich bestehenden Beziehungen zwischen den Partnern der einzelnen Dyaden.

Wenn die Dyade – in einer sicheren Situation und getragen durch eine Sicherheit gebende Beziehung – dabei unterstützt wird, sich gemeinsamer direkter Erfahrungen bewusst zu werden, ist sie in der Lage, neue, andere Verhaltensmuster und zusätzliche Bedeutungen in Bezug auf emotional signifikante Erfahrungen zu entwickeln, und neigt dazu, ein neues Verhältnis zu deren schmerzhaften Aspekten zu gewinnen.

Den *Eltern* kommen bei der Konstruktion der subjektiven Erfahrungen des sich entwickelnden Kindes verschiedene Rollen auf verschiedenen Ebenen zu. Durch eine angemessene Responsiveness, emotionale Verfügbarkeit, affektive Aufmerksamkeit und geistige Präsenz erschließen sich ihnen die Gefühle und Gedanken des Kindes und sie helfen ihm, mit diesen umzugehen. Die intersubjektive Verbindung ermöglicht durch gegenseitige Anerkennung einen verstehenden Zugang zu den Erfahrungen des Selbst, des Anderen und des Selbst mit dem Anderen sowie eine Reflexion über beidseitig geschaffene Bedeutungen sowie deren konsensuelle Validierung.

Die Eltern formen das Verhalten des Kindes und stellen Bedeutungen für das Kind und Bezüge zur kindlichen Identität her; sie tun dies auf der Grundlage ihrer bewussten und unbewussten Erwartungen, so dass die Verbindungen zwischen der Vergangenheit eines Elternteils und seiner gegenwärtigen Gefühle – die «Geister im Kinderzimmer» (Fraiberg et al., 1975) – ihn in seiner Fähigkeit beeinträchtigen kann, sich auf das Kind einzustellen. Durch eine Thematisierung affektiv besetzter Inhalte können die Erfahrungen integriert und kohärentere Erwartungen an Beziehungen aufgebaut werden (Basch, 1992; Bowlby, 1979, 1980; Bretherton, 1987, Emde, 1988a, 1988b, 1994; Fonagy & Moran, 1991; Fonagy et al., 1993a,; Horowitz, 1988; Sandler, 1990, 1994; Sandler & Sandler, 1978; Stern, 1985, 1994).

Selbst in schwer gestörten Familien gibt es neben den Vulnerabilitätsfaktoren in den dyadischen Beziehungen auch stets kompensatorische protektive Faktoren, und beides übt entweder einen dauerhaften oder einen vorübergehenden Einfluss auf die Entwicklung des Kindes aus (Cicchetti & Aber, 1986). Alle Eltern verfügen über eine gewisse intuitive Früherziehungskompetenz (*intuitive parenting*, Papousek & Papousek, 1979), und wenn bestehende Blockaden beseitigt werden, sind sie auch in der Lage, auf die Bedürfnisse des Kindes einzugehen und für sein Wohlbefinden zu sorgen. Das Kind zeigt seinerseits eine Bereitschaft, sein Verhalten und seine Selbstwahrnehmung so auszurichten, dass die enge Beziehung zu den Eltern nicht gefährdet wird. Beides hat seinen Ursprung in dem bewussten und unbewussten Verbundensein von Eltern und Kind in ihrem früheren und gegenwärtigen Erleben.

Für einige Eltern gilt, dass ihr «inneres Kind» (Sandler & Sandler, 1992) relativ leicht die Hilfe eines empathischen Gegenübers, des Therapeuten oder des Kindes, nutzen kann. Sehr oft bietet das Kind den Eltern die Möglichkeit, unbearbeitete Gefühle und ambivalente Repräsentationen anzugehen, indem es sie in der haltenden (*containing*, Bion, 1962) Atmosphäre der therapeutischen Situation ausspielt. Zwischen den beiden Partnern der Dyade entwickelt sich so oft ein wechselseitiger Prozess des Gebens und Empfangens von empathischer Aufmerksamkeit für andere emotional besetzte Themen.

Das *Kind* braucht die spezifische Beziehung zu beiden Eltern und deren beider Teilnahme. Die unterschiedlichen funktionellen Aspekte der Interaktion mit Mutter und Vater und die unterschiedlichen Dinge, für die diese Interaktionen stehen, wecken unterschiedliche Wünsche und erfüllen unterschiedliche Entwicklungsbedürfnisse im Kind. Motiviert durch die Anwesenheit von Mutter oder Vater und ermutigt durch den Therapeuten wird das Kind zu einem aktiven und kreativen Teilnehmer, der die wichtigen Themen in den therapeutischen Prozess einbringt.

*Beispiel:* Nina, sechs Jahre alt und das zweite von drei Mädchen, wird wegen «extreme Stimmungsschwankungen, provokativen Benehmens und Schwierigkeiten mit Trennungen» von ihrer Mutter zur Therapie angemeldet. «Sie schafft mich. Ich bin am Ende meiner Kräfte», klagt die Mutter. Sie selbst war die jüngste von drei Töchtern. Ihre älteste Schwester starb bei einem Unfall, als Ninas Mutter 13 Jahre alt war. Die andere Schwester litt unter Epilepsie. Ninas Mutter wurde von ihrem Vater in eine besondere Rolle gedrängt und beschrieb ihn als «Tyrann, der andere ständig schikanierte und niedermachte». Ninas Vater spielt keinen aktiven Part in der Familie. In den Sitzungen verhalten sich Mutter und Tochter aggressiv und feindselig und sind sich gleichzeitig einander sehr bewusst. Die Mutter hat das Gefühl, von ihrer Tochter «manipuliert» und unter Druck gesetzt zu werden. Nina selbst hält sich für «böse» und benimmt sich entsprechend.

*Mutter-Kind-Dyade – sechste Sitzung:* Nina spielt mit Spielzeugtieren. Immer wieder kommt dabei ein Esel – ein «tobender Esel» – vor, der die anderen kritisiert und anschreit. Die Mutter schaut zu, greift aber nicht aktiv in das Spiel ein. Der Therapeut benennt die Gefühle des Angreifers und der Angegriffenen. Nina geht ganz in dem Spiel auf. Plötzlich sagt die Mutter: «Ich bin wie dieser Esel.» Nina unterbricht ihr Spiel, wird ganz still, schmiegt sich dann an ihre Mutter und sagt: «Du bist meine Mama.»

Die emotionale Unmittelbarkeit im Hier und Jetzt einer für Mutter und Tochter sehr bewegenden Situation ermöglichte es ihnen, Gefühle zum Ausdruck zu bringen, und schuf die Gelegenheit zu einem für beide Seiten neuen Umgang miteinander. Der Therapeut vermittelte der Mutter und dem Kind, dass ihre Gefühle zum Ausdruck gebracht und verstanden werden konnten. Die Situation – das Beobachten des Spiels und die Verbalisierung des Therapeuten – half der Mutter, gleichzeitig unterschiedliche Interaktionen und unterschiedliche Rollenbeziehungen in Raum und Zeit zu erleben und (in der Vorstellung) an ihnen teilzuhaben. Wahrscheinlich war es das Bild von sich selbst als unglücklichem Kind und das des «tobenden» Vaters in vielen schmerzhaften Situationen, was der Mutter half, empathisch ihrem eigenen Kind gegenüber zu sein und sich mit der Bedeutung ihrer eigenen Rolle als Mutter auseinander zu setzen.

Für beide Partner einer Dyade sehen wir zwei parallel ablaufende therapeutische Prozesse: einen mit dem Therapeuten und einen mit dem jeweils anderen Partner. Beide Prozesse sind notwendig, um es den Dyaden zu ermöglichen, sich so auf die Therapie einzulassen, dass diese das bestmögliche Ergebnis hervorbringt.

Das Kind lernt, zwischen den Eltern der Vergangenheit und den Eltern der Gegenwart zu differenzieren und die Bemühungen der Eltern, ihre Fortschritte zu schätzen und ihre Fehler zu akzeptieren, solange sie mit ihm im Kontakt bleiben und ihm zeigen, dass sie mit ihm «in einem Boot sitzen». Das Kind weiß den Wert der Anstrengungen seiner Eltern, «gut genug» («good enough», Winnicott, 1971) zu sein, zu schätzen. Es hat ein Gespür für die Wünsche und Bedürfnisse seiner Eltern und thematisiert die Konfliktpunkte in seinem Spiel, seinen Narrativen und seinem sonstigen Verhalten. Sie zum Gegenstand einer Kommunikation zu machen, die eng mit dem unmittelbaren Erleben in der Dyade und zwischen den Partnern der Dyade und dem Therapeuten verbunden ist, ermöglicht die Konstruktion neuer Bedeutungen für alte Rollenbeziehungen und trägt dazu bei, das Kind aus einer Rolle zu befreien, die seinen Bedürfnissen nicht gerecht wird. Die recht dramatischen Veränderungen, die sich daraus für die intersubjektive Verbindung der Dyade ergeben, führen zu einer Reorganisation von Bedeutung und Sinn der verschiedenen Rollenbeziehungen (Horowitz, 1988) und liefern die notwendigen neuen, positiven Entwicklungserlebnisse für das Kind in seinem körperlichen und seelischen Wachstumsprozess.

Kapitel 2

# Der theoretische Rahmen des therapeutischen Modells und Verbindungen zu anderen Ansätzen

Autoren, die aus sich aus psychoanalytischer Perspektive mit Kindern befassen, sowie interpersonell und entwicklungspsychologisch arbeitende Wissenschaftler – H. Sullivan, A. Freud, M. Klein, D. Winnicott, M. Mahler, R. Spitz, J. Bowlby, J. Sandler, R. Emde, D. Stern und P. Fonagy, um nur einige zu nennen – sind sich dahingehend einig, dass erfolgreiche und gescheiterte Entwicklungsprozesse im Kontext von Eltern-Kind-Interaktionen untersucht werden sollten, die durch emotionale Zustände motiviert sind, aus denen mentale Selbst- und Fremdrepräsentationen konstruiert werden.

Bei Sullivan (1953) erscheint uns besonders wichtig seine Sicht des interpersonellen Feldes. Dieses ist durch spezifische Erfahrungen strukturiert, aus denen sich Muster von Interaktionen und Beziehungen mit äußeren Objekten sowie «Personifikationen» gebildet haben, welche aus befriedigenden und schwierigen Interaktionen mit anderen hervorgegangen sind. Die Beziehungen und ihre Bedeutungen werden motiviert durch das Bedürfnis nach Befriedigung, Kontakt, Übung der Fähigkeiten und nach Sicherheit, auf der Grundlage der Angstvermeidung. Das Kind formt und verzerrt seine Erfahrungen, sein Verhalten und seine Selbstwahrnehmung dahingehend, dass die bestmögliche Beziehung zu den wichtigen Bezugspersonen gewahrt bleibt.

Die Mutter, die «gut genug» (Winnicott, 1965, 1971) ist, leistet eine aktive Anpassung an die Bedürfnisse des kleinen Kindes und nimmt diese Anpassung als Reaktion auf die zunehmende Fähigkeit des Kindes, Frustrationen zu ertragen, langsam wieder zurück. Damit erfüllt sie zwei wichtige Funktionen für ihr Baby: Erstens schafft sie eine «haltende Umgebung» und übernimmt die Rolle eines *containers* (Bion, 1962) für das kleine Kind. Dadurch, dass sie angemessen auf die Bedürfnisse des Kindes reagiert und als Spiegel seines Erlebens fungiert, gibt sie ihm ein Gefühl von Omnipotenz. Indem sie zweitens in den Zeiten, in denen das Baby sie nicht braucht, im Hintergrund bleibt, unterstützt sie die Entwicklung des Kindes hin zu Eigenständigkeit und Autonomie.

Wie gut sich die Mutter bei diesen beiden Prozessen auf das Kind einstellen kann, ist entscheidend für dessen Entwicklung einer kohärenten Selbstrepräsentation. Zwischen das Stadium der «subjektiven Objekte» (die illusionäre Omnipotenz) und die Einsicht in die unabhängige Existenz anderer stellt Winnicott ein drittes Stadium, das durch Übergangsphänomene und Übergangsobjekte gekennzeichnet ist. Es handelt sich um einen Raum zwischen Mutter und Kind, in dem es weder «Ich» noch «Nicht-Ich» gibt, zwischen Fantasie und Realität. In diesem Raum, in dem Kommunikation, Spielen und eine «Gegenseitigkeit des Erlebens» geschieht, können «das Kind und der Erwachsene kreativ sein» (Winnicott, 1971). Hier werden Kind und Erwachsener, Patient und Therapeut zu den Deutern ihrer Erlebnisse. Das Kind ist «in bestimmter Hinsicht aktiv Erlebender und Beobachter seines eigenen komplexen Verhaltens und muss es sich selbst irgendwie erklären» (Sandler, 1994, S. 30).

Nach Bowlby (1979, 1980) erstellt das Kind Arbeitsmodelle seiner Mutter und seines Vaters und ihrer Kommunikations- und Verhaltensweisen ihm gegenüber sowie die komplementären Modelle seiner selbst in der Interaktion mit beiden Elternteilen. Das Modell des Kindes von sich selbst spiegelt die Repräsentationen wider, die seine Eltern von ihm haben und die sie ihm auf vielfältige Weise kommunizieren. Diese Muster von Vater und Mutter und der eigenen Person in der Interaktion mit ihnen gewinnen Allgemeingültigkeit, wirken auf einer unbewussten Ebene, strukturieren das subjektive Erleben gegenwärtiger Beziehungen und bestimmen in der Begegnung mit anderen, was man von ihnen erwartet und wie man auf sie reagiert. Bei den Rollenbeziehungsmodellen handelt es sich um überdauernde Schemata von Arbeitsmodellen, «eine Art Skript, in dem festgelegt ist, was in einer Abfolge von Interaktionen zwischen den beiden Interaktionpartnern geschehen kann» (Horowitz, 1988, S. 42). Die Formen der Kommunikation zwischen Mutter und Kind und zwischen Vater und Kind – ihre Arbeitsmodelle – werden am besten deutlich, wenn man sie in dem Interaktionskontext untersucht, in dem sie auftreten und sich weiter entwickeln.

Die generationsübergreifenden Bindungsstudien, wie beispielsweise das Londoner *Parent-Child-Project* (Fonagy & Moran, 1991; Fonagy et al., 1993) zeigen, dass das Kind in Bezug auf das ihm vermittelte Sicherheitsgefühl zwischen seinen Eltern unterscheidet. Im Alter von 18 Monaten verfügt das Baby über die Fähigkeit, die internalen Arbeitsmodelle von Vater und Mutter unanbhängig zu enkodieren. Die jüngeren Studien von Belsky

50

(Belsky & Pensky, 1988), Clarke-Stewart (1978) und Pedersen (1980) be-
stätigen die Wichtigkeit des väterlichen Verhaltens für die Entwicklung des
Kindes. Der Einfluss des Vaters ist unabhängig von dem der Mutter und
ergänzt diesen, außerdem wirkt er sich auf direkte und indirekte Weise auf
qualitative und quantitative Aspekte des mütterlichen Verhaltens aus. Ver-
haltensgenetik und Entwicklungspsychologie sind sich dahingehend einig,
dass die persönliche Umgebung als spezifisch erlebt wird: Die Auswirkungen, die Eltern auf ihre Kinder haben, sind ein Produkt der Unterschiede
zwischen den Beziehungen, Einstellungen und Verhaltensweisen, die sie
gegenüber jedem einzelnen Kind an den Tag legen (Dunn & Plomin, 1991).
Keine zwei Kinder wachsen – auch wenn sie in der gleichen Familie groß
werden – unter exakt den gleichen psychologischen Bedingungen auf.

Emdes (1988a, 1988b, 1990) Formulierungen zufolge hängen die grundlegenden motivationalen Aspekte des Entwicklungsprozesses – lebenslang
wirksame Prozesse der Aktivität, Selbstregulierung, sozialen Anpassung
und affektiven Kontrolle – in ihrem Entstehen und ihrer Aufrechterhaltung
von der Beteiligung einer emotional zugänglichen Elternfigur und ihrer
empathischen Kommunikation im gemeinsamen Erleben ab.

In Sterns Modell (1985, 1994) der Entwicklung des subjektiven Erlebens
des kleinen Kindes umfasst das «Auf-eine-bestimmte-Weise-mit-einem-
anderen-zusammen-sein-Schema» ein Netzwerk von Schemata, welche die
verschiedenen Aspekte wiederholter zwischenmenschlicher Erfahrungen
repräsentieren: sensomotorische, wahrnehmungsbezogene, gedankliche,
affektive, auf die Abfolge von Ereignissen bezogene sowie protonarrative
Aspekte. Motiviert durch Objektbezogenheit, durch Sicheinstellen auf das
Innenleben des Gegenübers und durch Bedürfnisse nach Sicherheit und
Selbstwertgefühl können die reorganisierten Repräsentationen dieser zwischenmenschlichen Erfahrungen in Erinnerungen, Fantasien und/oder auto-
biographischen Narrativen ihren Ausdruck finden. Das elterliche «Mit-dem-
Baby-zusammen-sein-Schema» besteht aus Repräsentationen der eigenen
Person als Mutter oder Vater und als Partnerin oder Partner, aus Repräsentationen der eigenen Mutter, des Vaters, der Familie etc. und wird reorganisiert durch die zwischenmenschlichen, gelebten Erfahrungen mit dem
entsprechenden Baby und die Fantasien über die Zukunft des Kindes.

Eltern mit einer guten «reflexiven Funktion» (Fonagy et al., 1991; Fonagy & Target, 1997) sind in der Lage, sich mit Vorgängen in ihrem eigenen Inneren auseinander zu setzen und die Gefühle und Gedanken ihrer
Kinder zu verstehen, vorwegzunehmen, aufzufangen und in ihrem Tun zu
berücksichtigen. Das Kind, das über längere Zeit und konstant diese Responsiveness erlebt, lernt, seine Erfahrungen anhand von psychischen Vor-

gängen wie Wünschen, Absichten etc. zu strukturieren: Zunehmend repräsentiert es seine eigenen Handlungen als durch Gefühle, Gedanken, Absichten und Überzeugungen motiviert. Somit sorgen die Eltern für die psychologischen Voraussetzungen dafür, dass das Kind die Fähigkeit entwickelt, sich selbst und andere als fühlende, wollende und denkende Wesen zu repräsentieren. Im Kontext der Kind-Eltern-Beziehung entwickelt sich durch intersubjektive Prozesse zunächst ein «erlebendes Selbst» und später durch sowohl dyadische als auch triadische zwischenmenschliche Beziehungen – prototypischerweise im Spiel – ein «reflexives Selbst» (Fonagy und Target, 1996b; Target & Fonagy, 1996).

Kind und Eltern müssen einander erfahren als Menschen, die ihr Gegenüber erleben und reflektieren und gleichzeitig eigene Wünsche haben.

## Verbindungen zu anderen Ansätzen

Es gibt mehrere Ansätze zur Behandlung dyadischer Beziehungsstörungen in der Kindheit, bei denen es jedoch meistens um die Beziehung zwischen einem Elternteil und einem Säugling oder sehr kleinen Kind geht. Gut bekannt sind uns die *Infant-parent psychotherapy* (Lieberman & Prawl, 1993), die auf dem Programm von Selma Fraiberg beruht, und die *Brief mother-baby psychotherapy* von B. Cramer (1992, Cramer et al., 1990). Die Hauptquellen für klinisch relevante Informationen stellen in diesem letztgenannten therapeutischen Design die mütterlichen Beschreibungen der Probleme dar sowie die Art und Weise, wie sie die Schwierigkeiten wahrnimmt und interpretiert – im Vergleich zu den beobachteten Interaktionen zwischen ihr und ihrem Kind. Die Auswertung einer «symptomatischen interaktiven Sequenz» wird als valides Instrument angesehen, welches ein Verständnis der mütterlichen pathogenen Repräsentationen ungelöster Konflikte, die sich in der Interaktion mit dem Kind niederschlagen, sowie eine auf diesem Verständnis aufbauende Intervention ermöglicht.

In der *Infant-parent psychotherapy,* so wie sie von der San-Francisco-Gruppe betrieben wird, wird viel Wert auf die emotionale Verfügbarkeit des Therapeuten gelegt, um positive Veränderungen im Selbstwertgefühl der Eltern zu erreichen. Eine «korrektive Bindungserfahrung» in der therapeutischen Beziehung induziert und unterstützt Veränderungen in den Repräsentationen, die Mutter und Vater von sich selbst als Eltern haben, und beeinflusst in der Folge ihre Interaktionen mit dem Kind (Lieberman & Pawl, 1993).

Der Therapieansatz von Muir (1992) beruht auf dem Grundgedanken, dass das Kind kreative Beiträge zur Selbstentwicklung leistet und die Mutter sich positiv in der Beziehung engagiert.

Die Mutter wird angehalten, zu beobachten, abzuwarten und zu reflektieren (drei Ws: *watching, waiting, wondering*). Sie soll ihrem Kind zuschauen und sich von seinen Initiativen leiten lassen. Während sie mit dem Kind interagiert, soll sie über eigene vergangene Erlebnisse und deren Auswirkungen auf ihr gegenwärtiges Verhalten in der Beziehung zu ihrem Kind reflektieren.

In der hilfreichen Gegenwart eines aufmerksamen Therapeuten wird die Mutter-Kind-Dyade darin unterstützt, ihre eigene, einzigartige Verbindung zu entdecken.

Einige Ansätze konzentrieren sich auf das Verhalten des Kindes und sein Potenzial, Veränderungen in den Repräsentationen der Mutter herbeizuführen (Brazelton, 1984, 1992), während andere darauf abzielen, das Interaktionsverhalten zwischen Mutter und Kind zu verändern (McDonough, 1993), was als eine Möglichkeit betrachtet wird, das offene Verhalten der Mutter und ihre Repräsentationen als Elternteil zu explorieren und positiv zu beeinflussen.

Ein systemtheoretischer Ansatz, der sich auf das Interaktionsverhalten der Mitglieder der Kernfamilie – Mutter, Vater und Baby – konzentriert, wird von der Lausanne-Gruppe (Fivaz-Depeursinge et al., 1994) praktiziert. Hier beobachtet der Therapeut die Interaktionsmuster zwischen den Familienmitgliedern: der Mutter-Kind-Dyade plus Eins (dem Vater) und der Vater-Kind-Dyade plus Eins (der Mutter) und ihm selbst. Aufgrund der Bidirektionalität der Interaktionen können die richtigen Interventionen unabhängig davon, wo sie ansetzen, eine Wirkung auf die Beteiligten haben.

Familientherapeuten erachten es für wichtig, das Kind – in der Regel handelt es sich um ältere Kinder – im Kontext der gesamten Familie zu behandeln (Sholevar et al., 1989) oder in kleineren Teileinheiten der Familie (*conjoint family therapy,* Satir, 1967). Einige Grundannahmen werden von fast allen familientherapeutischen Schulen geteilt, sei es der strukturellen (Minuchin & Fishman, 1981), der strategischen (Haley, 1984; Palazzoli-Selvini et al., 1978), der erlebnisorientierten (Satir, 1967; Whitaker & Napier, 1978), der verhaltensorientierten (Patterson, 1980), der psychodynamischen (Ackerman, 1966; Wachtel & Wachtel, 1986) oder des Ursprungs-familienansatzes (Bowen, 1978; Framo, 1992). Die Familie wird als psychologische Einheit und als sich entwickelndes System (Hinde, 1979) mit gemeinsamen Zielen, emotionalen Verbindungen und sich verändernden Aufgaben und Regeln betrachtet.

Die Familie hat bestimmte Eigenschaften, die über die ihrer einzelnen Mitglieder hinausgehen. Es gibt bestimmte Familienrealitäten und «Familienmythen» sowie bestimmte Interaktionsweisen, die darauf ausgerichtet sind, das homöostatische Gleichgewicht aufrechtzuerhalten, damit die Identität des Systems erhalten bleibt. Familien bestehen aus Subsystemen mit Rollen, Grenzen und Bündnissen zwischen verschiedenen Gruppen und Individuen, die einen Kontext bilden, welcher die einzelnen Familienmitglieder in ihrem Verhalten und Erleben beeinflusst, beispielsweise in Bezug auf den Grad ihrer Verstrickung bzw. ihres Rückzugs (*enmeshment-disengagement*, Minuchin, 1974). Das Familienleben wird durch ein komplexes Netz aus eng geknüpften Beziehungen geprägt. Schwierigkeiten, bei denen es sich scheinbar um Probleme einzelner Familienmitglieder handelt, sind in der Regel auf dysfunktionale Interaktionen zwischen mehreren Personen zurückzuführen, die alle ihren Anteil an der problematischen Situation haben. Das Problemverhalten der Familienmitglieder – die «Spiele ohne Ende» (Hoffman, 1981; Watzlawick et al., 1974) – steht, so wird es gesehen, im Dienst der Abwehrbedürfnisse der Familie als Ganzes. Der Therapeut ist aktiv an den Veränderungen im Verhalten und in den Bedeutungen der familiären Transaktionen beteiligt; er wählt die Ansatzpunkte für Diagnose und Intervention aus und bedient sich bestimmter Techniken zur Konstruktion und Reorganisation transaktionaler Muster, exploriert «Teufelskreise» und gibt Hausaufgaben für die Zeit zwischen den Sitzungen (J. Reisman & Ribordy, 1993).

Byng-Hall (1995) betrachtet das «Umschreiben von Familienskripten» als Ziel der Familientherapie. In den Sicherheit gebenden Sitzungen ermöglicht der Therapeut den Familienmitgliedern das «Improvisieren» neuer Möglichkeiten, in verschiedenen Kontexten miteinander in Beziehung zu treten.

Die neuen «Szenarios» werden in den Treffen zwischen den Mitgliedern der Familie und zwischen der Familie und dem Therapeuten kokonstruiert. Der Therapeut lenkt die Aufmerksamkeit der Beteiligten auf die bedeutsamen Aspekte der Themen, die von ihnen eingebracht werden, und trägt zur Konstruktion der neuen Szenarios bei.

Unser eigenes therapeutisches Design wurde besonders durch das von Margaret Mahler (1968) und ihren Mitarbeitern entwickelte «trilaterale» Mutter-Kind-Therapeut-Modell beeinflusst. Mahler arbeitete am New Yorker *Master's Children Center* mit psychotischen Kindern (M. Ben-Aaron war dort eine der leitenden Psychotherapeutinnen). Die Weiterentwicklung des Behandlungsdesigns beruhte auf klinischen Erkenntnissen, denen zufolge die Eltern sich parallel zum Kind weiterentwickeln müssen, um in den verschiedenen Phasen der Behandlung die notwendige emotionale Unterstützung gewähren zu können.

Die Anwesenheit der Mutter in der therapeutischen Situation ist besonders wichtig, um ein erstes Verständnis der psychotisch-symbiotischen Kommunikation des Kindes zu gewinnen. Dieses Verständnis ergibt sich nicht nur aus Beobachtungen, sondern auch aus Informationen und Erklärungen aus dem Mund der Mutter. Der gegenseitige Austausch von Einsichten und Erkenntnissen zwischen dem Therapeuten und der Mutter stärkt ihre positiven Gefühle und ermutigt sie, ihren Teil zur Therapie beizutragen. Der Therapeut und die therapeutische Institution selbst müssen für die Mutter ein «Bemutterungsprinzip» verkörpern.

Dieses Design und die Funktionen des Therapeuten – fokussiertes Benennen *(labelling),* Spiegeln und affektiver Ausdruck – ermöglichen die Entwicklung einer spezifischeren Beziehung zwischen dem Kind und dem Therapeuten, was Veränderungen in der Beziehung des Kindes zur Mutter nach sich zieht. Die Veränderungen in den emotionalen Interaktionen sind direkt beobachtbar, und einem «Auseinanderdriften» der Fortschritte beim Kind und bei der Mutter kann rechtzeitig entgegengewirkt werden. Vom trilateralen Design und den systemischen Interventionsansätzen übernehmen wir eine interaktive Sichtweise des therapeutischen Prozesses, wobei besonderes Augenmerk auf die individuellen und systemischen Bedeutungen der bestehenden Eltern-Kind-Beziehungen gelegt wird.

In unserem Ansatz zur Behandlung von kindlichen Beziehungsstörungen beschäftigen wir uns mit den Interaktionen und den Bedeutungen der Beziehungen zwischen den um Hilfe ersuchenden Eltern und einem spezifischen Kind, so wie sie während der therapeutischen Sitzungen in den Mutter-Kind-, Vater-Kind- und Mutter-Vater-Dyaden ausagiert, kommuniziert und erlebt werden. Wir konzentrieren uns auf die spezifischen geteilten Bedeutungen von Erfahrungen in den entsprechenden Kontexten. Die gelebten impliziten und expliziten Mutter-Kind- und Vater-Kind-Beziehungen determinieren die verschiedenen Bedeutungen, die sowohl im Interaktionsverhalten ihren Ausdruck finden als auch in den Narrativen gegenwärtiger und vergangener Erinnerungen und Fantasien. Obwohl die Dyade als Subsystem der Familie betrachtet wird, das durch die «Auswirkungen von Beziehungen auf Beziehungen» (Emde, 1991) beeinflusst wird, konzentrieren wir uns ganz auf diejenigen Beziehungsaspekte, die innerhalb der Dyaden oder zwischen ihnen und dem Therapeuten aktualisiert werden. Das Ziel dabei ist es, Veränderungen im Erleben und ein reflexives Bewusstsein für Muster und Bedeutungen spezifischer, beobachtbarer Interaktionen innerhalb der Dyade zu fördern und dadurch dem Kind Erfahrungen zu ermöglichen, die seine Entwicklung begünstigen.

Es sind drei sich gegenseitig beeinflussende Faktoren, die die kreativen Entwicklungsprozesse bei den Therapieteilnehmern fördern, nämlich, (1) die Bereitschaft der Eltern, sich selbst helfen zu lassen, um dem Kind zu helfen, (2) die kindlichen Tendenzen zur Selbstkorrektur sowie (3) die Sensibilität des Therapeuten für die komplementären Rollenbedürfnisse.

Aus entwicklungstherapeutischer Perspektive (Hurry, 1998) können die Dyade – das Kind und der jeweilige Elternteil – im Therapeuten ein angemessenes «Entwicklungsobjekt finden oder erschaffen» (S. 35), das einen wichtigen Beitrag zu ihren neuen und aktuell gebrauchten Beziehungen leistet.

Kapitel 3

# Unser Behandlungsansatz im Überblick: Die diagnostische Phase

Für wen ist unser therapeutisches Modell geeignet und für wen ist es ungeeignet?

Eltern, die von Psychologen, Kinderärzten, Lehrern oder Kindertherapeuten an uns verwiesen werden oder die von sich aus Kontakt zu uns aufnehmen, beschreiben ihre Beziehung mit dem entsprechenden Kind als gegenwärtig unerträglich. Die meisten von ihnen fühlen sich inkompetent, überfordert und sind sehr belastet, wütend, aber auch ernsthaft besorgt angesichts der bestehenden Situation. Sie fühlen sich von ihrem Kind dazu getrieben, sich ganz anders zu verhalten, als sie es eigentlich wollen, und beschreiben eine drastische Veränderung in der Beziehung zum Kind. Verhaltensmuster, die früher dafür gesorgt haben, dass Eltern und Kind einander nah waren, machen nun einem oder beiden Elternteilen das Leben schwer. Von den Kindern wird gesagt, dass sie widersprüchliche Forderungen stellten, die unmöglich zu verstehen und zu erfüllen seien. Sie werden als streitsüchtig, fordernd, klammernd, provokativ, unbeherrscht, unterwürfig oder ängstlich gesehen. Sie sind extrem anfällig und es gibt auffällige Diskrepanzen zwischen den verschiedenen Entwicklungsbereichen: In mancher Hinsicht sind sie möglicherweise geradezu frühreif, während die Entwicklung auf anderen Gebieten stark verzögert oder auf andere Weise beeinträchtigt ist. Trotz der manifesten Schwierigkeiten betrachten wir die dysfunktionalen Coping- und Abwehrstrategien des Kindes als Teil der Beziehungsstörungen, die in einem engen Zusammenhang zu den elterlichen Schwierigkeiten stehen, die unerfüllten Bedürfnisse des Kindes zu verstehen bzw. ihnen gerecht zu werden.

Die Beziehungsstörungen äußern sich meistens in einer der folgenden Formen:

- Die entwicklungsbedingten Veränderungen auf Seiten des Kindes führen zu einem Ungleichgewicht in der Eltern-Kind-Beziehung, die eine Reaktion erfordert, zu der eines der Elternteile oder beide aufgrund bestimmter psychischer Faktoren nicht in der Lage sind. Dies äußert sich in einem Missverhältnis zwischen elterlichen Erwartungen, die auf früheren Interaktionsmustern beruhen, und der aktuellen Bedürfnislage des Kindes. Die Konsequenzen sind häufige Missverständnisse und unangemessene Reaktionen. So kann beispielsweise die kindliche Selbstbehauptung von den Eltern als Aggression aufgefasst werden, ein Bedürfnis nach Unterstützung als überzogene Anspruchshaltung etc.

- Ein Elternteil, das Kind oder beide benötigen möglicherweise aktive Hilfe, um blockierte Prozesse wieder in Gang zu bringen oder zu fördern. Eine unterentwickelte Fähigkeit, innere Vorgänge zu beobachten und zu reflektieren, behindert die angemessene Beurteilung der Beziehung und die Ausbildung angemessener Erwartungen und kann sich in einem sehr beschränkten Verständnis des eigenen Ichs, des Gegenübers sowie des Miteinanders niederschlagen. Eine gestörte Entwicklung realitätsorientierter mentaler Prozesse kann das Lernen beeinträchtigen sowie die Fähigkeit, sich verändernde Bedeutungen und Absichten einzuschätzen. Eine Beeinträchtigung der Affektregulierung kann zur Folge haben, dass andere mit ihren Wünschen und Bedürfnissen nicht richtig wahrgenommen werden und dass emotionale Erfahrungen nur schwer mitgeteilt werden können. Manchmal ist es nötig, im Kontext der Beziehung die fehlenden Repräsentationen aufzubauen.

- Das Kind kann als «Geist» einen abgespaltenen, entwerteten Teil der eigenen Selbstrepräsentation eines Elternteils bzw. den einer wichtigen Person aus der Vergangenheit darstellen. Das subjektive Drama aus der Innenwelt des betreffenden Elternteils wird von zwei neuen Schauspielern – Elternteil und Kind – aufgeführt und findet seinen Ausdruck im symptomatischen Verhalten des Kindes. Das Kind geht oft ganz in der ihm zugedachten Rolle auf und trägt aktiv zu ihrer Aufrechterhaltung bei. Der Eltern-Kind-Austausch gewährt Einblicke in die Fantasien und Konflikte des Elternteils in der Beziehung mit dem Kind und in die Reaktionen des Kindes.

Meistens bitten die Eltern nur um Hilfe für ihr Kind, sind jedoch fast immer bereit, in den Prozess mit einbezogen zu werden bzw. aktiv an ihm teilzunehmen, wenn dies auf angemessene Weise mit ihnen besprochen wird. Die Arbeit mit den Mutter-Kind-, Vater-Kind- und Mutter-Vater-Dyaden dient unserer Gruppe als:

- diagnostisches Instrument zum Erkennen und Verstehen pathologischer Muster sowie zur Bewertung der Fähigkeiten und der Motivation der Eltern, sich auf diese Art von Behandlung einzulassen,

- dynamisch orientierte Behandlung der Wahl für Beziehungsstörungen zwischen Eltern und Kindern in der Vorlatenzphase, deren Selbstorganisations- und Selbstbeurteilungsprozesse noch sehr stark von den Alltagserfahrungen innerhalb der Dyaden und der Triade abhängen,

- eventuelle Vorbereitung auf eine Einzeltherapie für das Kind oder einen Elternteil.

Unserer Erfahrung nach stärkt jede Verbesserung der Eltern-Kind-Beziehung die Selbstheilungskräfte des Kindes. Dies betrachten wir als wichtig genug, um besondere Bemühungen seitens der Eltern und unsererseits zu rechtfertigen, solange nur die Ziele realistisch sind.

Eine vorgeschaltete diagnostisch-therapeutische Probephase kann hilfreich sein, um sich ein Bild davon zu machen, ob die dyadische Behandlung zur Mobilisierung und zum Ausbau der elterlichen Kapazitäten geeignet ist. Im sicheren und hinreichend strukturierten Setting der Therapie, in dem der Therapeut die Eltern als aktive Mitarbeiter betrachtet, kann der Therapeut verschiedene Ansätze flexibel ausprobieren – von supportiv-orientierender Beratung über Imitationslernen und psychoedukative Strategien bis hin zur psychodynamischen Förderung von Einsichten in Entwicklungszusammenhänge – und gemeinsam mit den Eltern herausfinden, was sie im Interesse des Kindes tun können.

## Das klinische Vorgehen

Das Ziel des Therapeuten in der diagnostischen Phase besteht darin, die Schwierigkeiten des Kindes in der Beziehung mit jedem einzelnen Elternteil und mit beiden zusammen zu verstehen und einzuschätzen, inwieweit die Eltern motiviert und fähig sind, sich auf eine Mutter-Kind- und Vater-Kind-Psychotherapie einzulassen. Wir interessieren uns für alle Informationen, die die Eltern spontan über das Kind, sich selbst, ihre Beziehungen, Wünsche etc. liefern. Wir machen uns ein Bild davon, wie die Eltern die Probleme sehen und wie sie bislang mit ihnen umgegangen sind, von den Unterschieden zwischen der Einstellung der Mutter und der des Vaters, von ihrem emotionalen Engagement und ihren Ängsten und Befürchtungen in Bezug auf die Gegenwart, Vergangenheit und Zukunft des Kindes. Der Therapeut erklärt, welche Erkenntnisse über die Schwierigkeiten des Kindes und über mögliche Ansatzpunkte für eine Therapie aus den Sitzungen mit den einzelnen Dyaden gewonnen werden können.

Die Zahl der diagnostischen Sitzungen liegt zwischen vier und sechs. Manchmal werden auch Erkenntnisse aus anderen relevanten Quellen (Ärzte, Therapeuten, Erzieher sowie ggf. Ergebnisse psychologischer Tests) herangezogen. Im wöchentlichen Rhythmus findet abwechselnd eine Mutter-Kind- oder Vater-Kind-Sitzung statt. In der ersten Sitzung wird der teilnehmende Elternteil gebeten (und darin unterstützt), dem Kind, falls nötig, den Sinn der Sitzungen zu erklären, wobei der Schwerpunkt auf den Bedürfnissen des Kindes liegen muss.

In den Sitzungen mit den Dyaden macht sich der Therapeut ein Bild von den typischen Interaktionsmustern zwischen den Partnern und den wichtigsten Themen in ihrem Spiel oder ihren Gesprächen. Geachtet wird auch darauf, auf welche Weise das Kind und seine Eltern die Anwesenheit des Therapeuten nutzen. Die Eltern werden ermutigt, ihre Eindrücke und ihr Verständnis dessen, was in den Sitzungen geschehen ist, zur Sprache zu bringen. Der Therapeut teilt ihnen mit, wie er die Schwierigkeiten des Kindes sieht und welche Behandlung er für angeraten hält.

## Fallbeispiel

Die Phase der Informationssammlung und diagnostischen Einschätzung des fünfjährigen Sam umfasste insgesamt fünf Sitzungen: eine mit den Eltern, eine mit der Mutter-Kind-Dyade, eine mit der Vater-Kind-Dyade, eine weitere mit der Mutter-Kind-Dyade und eine mit den beiden Eltern.

Sam war von seiner Mutter zur Therapie angemeldet worden, allerdings auf Drängen seiner Vorschullehrerin, die ihn als «deprimiertes und zurückgezogenes Kind» wahrnahm, das «neue Lernerfahrungen meidet, sehr oft mit Wutausbrüchen reagiert und dem es schwer fällt, Trennungen von der Mutter zu ertragen». Die Mutter hatte einige der Schwierigkeiten ihres Sohnes – wie gelegentliches Bettnässen und Schwierigkeiten mit vorübergehenden Trennungen – bemerkt, war aber nicht besonders besorgt. Der Vater, der aus beruflichen Gründen seit der Geburt Sams nur an den Wochenenden zu Hause war, glaubte von sich selbst, dass er keine Rolle im Familienleben und in der Erziehung der beiden Kinder – Sam und seiner dreijährigen Schwester – spiele.

Das Material aus den Sitzungen mit den Dyaden wurde unter dem Gesichtspunkt der Selbstrepräsentationen des Kindes, wie sie in seinen Interaktionen mit Mutter und Vater zum Ausdruck kamen, sowie unter dem der Themen seines Fantasiespiels ausgewertet.

*Sam mit der Mutter, erste Sitzung:* Sam entscheidet sich dafür, mit seiner Mutter ein Kartenspiel zu spielen, und ignoriert ihren Vorschlag, mit einem Puppenhaus zu spielen. Die Mutter schlägt vor, nicht alle Karten zu nehmen, um es für ihn leichter zu machen, aber er besteht darauf, mit allen zu spielen. Als seine Mutter ihm sagt, er solle eine weitere Karte aufnehmen, antwortet er wütend: «Wie soll ich die denn alle halten?» Die Mutter ist geduldig und sanft, sie scheint bemüht, allen Forderungen des Kindes nachzukommen. Sam wirkt sehr entspannt und unbefangen und fragt seine Mutter, ob es sich bei den Pferden auf den Karten um «Jungen oder Mädchen» handelt. Sie ignoriert diese Frage und die Atmosphäre kippt schlagartig um. Der Junge ist deutlich gereizt.

Um ihn zu beruhigen, ändert die Mutter die Regeln des Spiels und sagt, es solle ein «Spiel ohne Gewinner» sein. Aber als Sam noch eine Runde spielen möchte, lehnt sie ab und fragt verächtlich: «Wieso, willst du etwa auch mal gewinnen?» Sam lacht und sagt: «Ja, ich will Revanche.» Dann geht er zum Puppenhaus, auf das seine Mutter zuvor verwiesen hatte. Zusammen spielen sie mit einer Bärenfamilie. Auf Sams Frage, welcher Bär die Mutter und welcher der Vater ist, bleibt sie ihm erneut die Antwort schuldig. Sam entscheidet, dass die ganze Familie zusammen in einem Bett schläft. Darauf reagiert die Mutter und fragt: «Wer schläft neben dem kleinen Bären?» Sam antwortet: «Mutter-Bär schläft bei dem kleinen Bären und Vater-Bär schläft neben ihnen.»

Er fährt fort: «Ein Monster kommt mitten in der Nacht ins Haus und kämpft mit Mutter-Bär. Das Monster will die totmachen! Es sind sogar zwei Monster da, die die Familie totmachen wollen – das kleine Mädchen ist auch ein Monster.» Sam wirft das Mädchen-Monster hinaus und bekundet: «Ich hab sie rausgeschmissen.» Aufgeregt macht er weiter: «Mutter-Bär tritt auf den Fernseher und macht den kaputt, weil das Monster ihr die Augen ausgestochen hat, aber der Doktor hat die wieder reingemacht und mit Pflaster festgeklebt.» Die Mutter versucht ihn abzulenken, aber er fährt mit seinem Spiel fort: «Vater-Bär lässt sein Kissen nicht los, er nimmt es überall hin mit.» Sam und seine Mutter lachen, jetzt vereint, den Vater aus. Nach einer Weile sagt Sam: «Der kleine Bär ist die Rutsche runtergerutscht und hingefallen und hat sich am Kopf wehgetan und an den Beinen auch und es hat ganz doll geblutet.»

Es ist offensichtlich, dass sich Sam der Anwesenheit der Therapeutin sehr bewusst ist und genau weiß, dass sie beobachtet, was im Raum passiert, auch wenn er ihrem Blick ausweicht und sich sogar vor ihr versteckt.

Bei der Analyse der Sitzung war unser Eindruck, dass das Thema Macht und Unterwerfung in der Beziehung zwischen Mutter und Sam eine große Rolle spielt. Sam weiß, dass sie, solange er tut, was sie will, für ihn verfügbar ist und auf ihn eingeht. Sie ist sogar bereit, die Situation zu verändern, um ihm Frustration zu ersparen. Aber die Mutter «sieht» ihn nicht genau genug («Das Monster hat ihr die Augen ausgestochen»). Sie ist ihm kein «Spiegel», sondern ein Fernseher und «hört» ihn nicht, wenn er eine Antwort von ihr braucht («Sind die Pferde Jungen oder Mädchen?», «Wer ist der Vater und wer ist die Mutter?»). Die Mutter unterstützt Sam nicht in seinem Streben nach Selbstbehauptung. Sie lässt seine Initiativen ins Leere laufen und entzieht sich ihm, wenn er Wut zeigt. Aus Sams Spiel können wir ableiten, dass die Mutter in seinen Augen dem Vater seine Rolle in der Familie versagt («Die ganze Familie schläft in einem Bett», «Die Mutter schläft bei dem kleinen Bären»). Jungen gelten nichts («Willst du etwa auch mal gewinnen?»). Der kleine Junge muss tun, was von ihm verlangt wird, anderenfalls zieht er im Kampf gegen eine starke, siegreiche Mutter zwangsläufig den Kürzeren («Der kleine Bär ist runtergerutscht und hingefallen und hat sich am Kopf wehgetan.»), auch wenn es im Fantasiespiel einen gewissen Raum für seine Wut gibt.

Die Beziehung gibt dem Kind nicht genug Halt, um ein starkes Selbstkonzept und eine stabile Geschlechtsidentität aufzubauen. Sein Bestreben, es der Mutter immer recht zu machen, scheint mit seiner extremen Abhängigkeit von ihr zusammenzuhängen. Zwar ist er der Mutter nicht gleichgültig, aber sie braucht Hilfe, um sich auf ihren Sohn, so wie er ist, mit seinen Bedürfnissen und Wünschen, einzustellen und um es ihm zu ermöglichen, sich aus der zu engen und ambivalenten Beziehung zu ihr zu lösen.

*Sam mit dem Vater:* Sam und sein Vater legen ein Puzzle. Beide arbeiten stumm vor sich hin. Sams Aufgabe ist es, die Teile des Puzzles zu holen und die inneren Teile zusammenzulegen; der Vater kümmert sich um den Rand. Sam weist darauf hin, wie weit er schon gekommen ist, der Vater zeigt kein Interesse und fährt mit seiner eigenen Arbeit fort. Nach einer Weile versucht Sam erneut, mit dem Vater Kontakt aufzunehmen, und fragt, was er tun soll. Der Vater schlägt vor, dass jeder für sich mit seiner Arbeit fortfährt. Sam wendet sich nun dem Puppenhaus zu, mit dem er bereits in der vorherigen Sitzung mit seiner Mutter gespielt hatte. Der Vater bemerkt dies, schließt sich jedoch seinem Sohn nicht an. Sam setzt den kleinen Bären auf den Rücken eines Pferdes (im Kartenspiel waren Pferde «Jungen»), ärgert sich, weil das Pferd nicht richtig stehen kann, beschwert sich darüber, dass «der kleine Bär nicht sitzen kann», aber bittet seinen Vater nicht um Hilfe. Er setzt den kleinen Bären zwischen Mutter-Bär und Vater-Bär und sagt: «Die gehen alle zusammen spazieren». Sam spielt weiter. Die Bären reiten auf den Pferden; er lässt Vater-Bär sehr schnell reiten, aber der Bär fällt herunter und Sam meint dazu: «Er kann nicht sitzen, weil das Pferd so lange Haare hat.» Vom Vater, der aus einiger Entfernung zuschaut, kommen nur unbrauchbare Lösungsvorschläge. Sam erzählt seine Geschichte weiter: Es gibt einen brutalen Kampf «zwischen den Bären und den Pferden. Mutter-Bär ist stark und gewinnt ... jetzt schlägt sie ihn ... das ist Vater [ein Pferd].» Mutter-Bär greift die Pferde an, «die sind tot, die Bären sind nicht tot».

Etwas später spielen sie mit den Karten. Sams Vater legt ohne zu fragen als Erster. Sam ärgert sich darüber, spielt aber weiter. Er macht einen kleveren Zug und nimmt dem Vater eine wichtige Karte ab. Mit einem triumphierenden Lächeln sagt er: «Jetzt habe ich dich ausgetrickst.» Der Vater geht einfach darüber hinweg. Er gewinnt das Spiel, sagt aber, dass man es als unentschieden betrachten könne. Damit ist Sam nicht einverstanden, der Vater habe das Spiel gewonnen. Er wendet sich an die Therapeutin und sagt ihr, dass er zu Hause gern mit Barbiepuppen spiele.

Sam sucht den Kontakt zum Vater, aber dieser ist nicht offen genug, um sich emotional auf ihn einzulassen. Dem Jungen fehlt die Nähe zum Vater, der anscheinend außerstande ist, seinem Sohn zu helfen, wenn dieser wütend oder hilflos reagiert. Sam betrachtet seinen Vater als unzulänglich (er «fällt vom Pferd», anstatt «schneller zu reiten», wie Sam es sich wünscht). In den Augen des Kindes ist der Vater gegenüber der starken Mutter schwach und unnütz, er kann ihm kein «zweites Objekt» sein, das ihm seine Identitätszweifel nehmen könnte: Ist er ein Pferd oder ein Bär? Kann ein Pferde-Junge stark sein? Ist er Kind von Mutter und Vater (der kleine Bär, der beim Spazierengehen zwischen Mutter und Vater läuft)? Aus Sams Sicht stellt sich die Beziehung zwischen den Eltern als Kampf dar, in dem nur die starke Mutter überlebt («Die Pferde sind tot, die Bären sind nicht tot», «Sie schlägt ihn»).

Die Anwesenheit der Therapeutin hilft dem Jungen, seine Hilflosigkeit angesichts des Dilemmas, in dem er sich befindet, zum Ausdruck zu bringen: Er kann sich nicht mit seinem Vater identifizieren, denn der ist schwach und abwesend, und nimmt seine Identifikation mit der Mutter zurück, weil er sie zu verlieren droht. Seine häufigen Wutanfälle zeigen seine Frustration über die gegenwärtige Lage.

*Sam mit der Mutter, zweite Sitzung:* In dieser Sitzung spielen Mutter und Kind die meiste Zeit über mit den Barbiepuppen. Beide machen beim Spielen mit diesem typischen «Mädchenspielzeug» einen sehr zufriedenen Eindruck.

Nach einer Weile ändert sich Sams Stimmung plötzlich und er greift nach den Pferden (mit denen er schon in der Sitzung mit dem Vater gespielt hat). Er erzählt seiner Mutter, dass Vater-Bär nicht reiten konnte. Sam versucht, die Barbiepuppen auf die Pferde zu setzen, schafft es aber nicht und wird darüber immer ärgerlicher. Die Mutter bleibt ruhig und ignoriert seinen Ärger. Sie nimmt ihn nicht ernst und sagt mehrfach: «Ach, stell dich nicht so an.» Sam wird sehr wütend, greift seine Mutter an, versucht aber, seinen Ärger zu unterdrücken. Er ruft hilflos: «Mir geht's so schlecht.» Es gelingt ihm nicht, die Puppe auf das Pferd zu setzen, und er versetzt ihr heftige Schläge. Die Mutter bleibt immer noch ruhig und ignoriert seine Gefühle – «du weißt doch, wie es geht». Sie zieht sich weiter zurück und Sam spricht sie ärgerlich an: «Spiel mit mir, es muss Böse und Gute geben.» Er fordert seine Mutter auf, zu sagen, «wer die Bösen und wer die Gewinner» sein sollen. Als die Mutter eine Entscheidung verweigert, schreit der Junge: «Ich halt es nicht mehr aus», schlägt sich selbst vor den Kopf und sagt: «Der kleine Bär ist der Böseste.»

In der Sitzung stellt Sam der Therapeutin explizit seine Geschichte dar. Er zeigt ihr, wie seine Mutter sich ihm entzieht und über seine Gefühle und Konflikte hinwegsieht und wie sie sein wahres Bedürfnis nach einer besseren Integration ignoriert sowie danach, unterscheiden zu können zwischen den «Guten und Bösen», den «Gewinnern und Verlierern» und den «Jungen und Mädchen».

In den Sitzungen mit der Mutter und dem Vater agiert Sam – auf recht dramatische Weise – seine «grundlegenden Fragen» aus und zeigt klar, wie groß sein Bedürfnis danach ist, dass sich seine Eltern aktiv auf ihn einlassen und nicht einfach nur anwesend sind, damit er die Antworten findet, die er sucht. Sams Schwierigkeiten stehen, wie wir meinen, in einem engen Zusammenhang mit seiner extremen Abhängigkeit von seiner Mutter, die durch ihr Verhalten seine Identitäts- und Selbstwertzweifel eher noch verstärkt, anstatt ihn hier zu unterstützen. Auch von seinem Vater als «zweites Objekt» erfährt Sam sehr wenig Unterstützung.

Die Eltern brauchen Unterstützung, um ihrem Sohn dabei zu helfen, positiv bewertete Erfahrungen mit sich selbst zu integrieren und seine Fähigkeit zum Umgang mit Frustration auszubauen. Das Kind braucht die Hilfe der Eltern, um mehr Klarheit über seine Rolle in der Familie zu gewinnen und – mit ihrer Unterstützung und der des Therapeuten – an seinen Selbstrepräsentationen, seinen Gefühlen und seinem zerbrechlichen Selbstwertgefühl zu arbeiten.

In den letzten Sitzungen erwähnten die Eltern, die von den in Sams Spiel aufgetauchten Themen sehr überrascht und beeindruckt waren, zum ersten Mal ihre Sorge in Bezug auf Sams Wunsch, wie ein Mädchen zu sein und sich wie eines zu kleiden. Der Sinn der dyadischen Sitzungen leuchtete ihnen ein und sie nahmen die Empfehlung einer dyadischen Therapie bereitwillig an.

Manche Eltern sind weniger motiviert, sich mit ihrer Rolle bei der Entstehung und Aufrechterhaltung der Probleme ihres Kindes auseinander zu setzen und sich aktiv daran zu beteiligen, ihr Kind bei der Überwindung seiner Schwierigkeiten zu unterstützen. Manchmal sind noch weitere Sitzungen – mit einem oder beiden Elternteilen – notwendig, ehe mit Eltern-Kind-Sitzungen fortgefahren werden kann. In manchen Fällen muss ein anderer Therapieansatz in Betracht gezogen werden.

Aufgrund unserer reichen Erfahrungen mit der diagnostischen Phase schließen wir heute eine dyadische Therapie aus bei Eltern mit stark defizitären oder fehlenden Ichfunktionen und entsprechend blockierten Fähigkeiten, sich mit den eigenen Gefühlen und Gedanken und denen ihres Kindes auseinander zu setzen und diese inneren Vorgänge zum Thema eines empathischen Austausches mit dem Kind zu machen. Auch bei Eltern, die es extrem schwierig finden, ihr Kind als eigenständiges, von ihnen getrenntes Individuum anzusehen, sowie bei Eltern, die nicht bereit sind, mehr in die Beziehung zu ihrem Kind zu investieren, halten wir die dyadische Therapie für nicht geeignet.

Das erste Ziel der dyadischen Behandlung besteht darin, die in der Familie vorhandenen Ressourcen zu mobilisieren und die Chancen des Kindes auf entwicklungsförderliche Erfahrungen zu maximieren. Alle Veränderungen in diese Richtung, auch kleine, können die Eltern-Kind-Beziehung nachhaltig verbessern, daher ist eine Probe-Lernphase bei den meisten Familien gerechtfertigt.

Kapitel 4

# Der Rahmen der Therapie und der Aufbau eines therapeutischen Bündnisses

Der Schwerpunkt der Behandlung liegt auf den Beziehungs- und den interpersonalen Störungen in den Eltern-Kind-Dyaden. In unserem Design treffen sich die Dyaden aus Mutter und Kind, Vater und Kind und Mutter und Vater abwechselnd mit demselben Therapeuten im selben Setting. Jede Dyade hat mindestens eine Sitzung in zwei Wochen, so dass das Kind mindestens einmal pro Woche zur Therapie kommt. Die Dauer der Behandlung hängt vom Alter des Kindes ab (sie ist kürzer bei kleineren Kindern) sowie von der Motivation der Eltern. Im Durchschnitt besteht eine Behandlung aus 20 Sitzungen mit der Mutter-Kind-Dyade, 20 Sitzungen mit der Vater-Kind-Dyade und zehn Treffen mit der Vater-Mutter-Dyade. Wir bemühen uns, den Eltern und dem Kind einen sicheren, nicht verurteilenden, aber hinreichend strukturierten Kontext zu bieten, um es ihnen zu ermöglichen, einander vertrauensvoll zu begegnen und neue Wege zu finden, miteinander in Austausch zu treten.

Das therapeutische Arbeitsbündnis beruht auf einer Haltung, die von Wertschätzung und Achtung geprägt ist sowie von einer realistischen Einschätzung der Fähigkeiten der Eltern und ihrer Bereitschaft, diese in einem angemessenen Zeitrahmen auszubauen. (Unser Verständnis des Arbeitsbündnisses basiert auf der Definition von Greenson [1967]. Demnach ist der Patient motiviert, eine rationale und kooperative Beziehung aufzubauen und aufrechtzuerhalten, und verfügt über die Fähigkeit, den Einsichten des Analytikers zu folgen; er ist in der Lage, auf vielfache Weise zu kommunizieren und sich selbst zu beobachten. Das Bündnis beruht auf seiner Fähigkeit, den Kontakt mit der Realität aufrechtzuerhalten, und seiner Bereitschaft, in eine Fantasiewelt zu regredieren [S. 208].) Die Eltern müssen sich klarmachen, dass sie Hilfe brauchen, um ihrem Kind helfen zu können, und sie müssen bereit sein, sich mit oft schmerzhaften Gefühlen und Erinnerungen aus ihrer eigenen Kindheit auseinander zu setzen. Das therapeutische Setting erleichtert ein empathisches Verständnis der Teilnehmer füreinander, Erfahrungslernen, eine genauere Wahrnehmung von Gefühlen, eine Erweiterung der

Ausdrucksmöglichkeiten und einen respektvollen Umgang mit den verschiedenen subjektiven Sichtweisen. Der Therapeut hilft der Mutter, dem Vater und dem Kind, sich freier auszudrücken und zu erkennen, wie die Abwehr von Schmerz und Enttäuschung aus der Vergangenheit sie in ihren Möglichkeiten beschneidet, andere Lösungen für konflikthafte Wünsche zu finden. Dem Kind in den Behandlungssitzungen zuzuschauen und an seinem Tun teilzuhaben ist für manche Eltern bedrohlich und kann ambivalente Einstellungen und negative Gefühle wie Neid, Konkurrenz oder gar Feindseligkeit auslösen.

Der Therapeut muss sich über den Einfluss von Widerstand auf den bewussten und unbewussten Wunsch, die Beziehung zu «reparieren», im Klaren sein und auf eine angemessene Rollenverteilung in den Eltern-Kind-Dyaden achten. Durch seine Haltung und seine klärenden Beiträge vermittelt der Therapeut den Eltern explizit, dass er sie in ihrer Rolle als Erwachsene und Vater bzw. Mutter des Kindes respektiert und unterstützt. Die Eltern werden aufgefordert, aktiv mitzuarbeiten und zu versuchen, ihre eigenen Motivationen, Erwartungen und Bedürfnisse und die des Kindes, wie sie in Interaktionen, Erinnerungen und Fantasien zum Ausdruck kommen, zu beobachten und zu verstehen. Die Eltern müssen das Gefühl haben, dass der Therapeut ihre ganz persönliche Art und Weise, das Zusammensein mit dem Kind zu gestalten, akzeptiert und ihren guten Willen, eine Änderung zu ermöglichen, anerkennt.

Positive Aspekte der therapeutischen Beziehung gehen nach und nach in die Selbstrepräsentationen der Eltern als Mutter bzw. Vater ein und äußern sich in einer zunehmenden Toleranz für verschiedene Gefühle und schmerzhafte Erinnerungen. Wenn die Eltern das Gefühl haben, vom Therapeuten verstanden zu werden, sind sie in der Lage, sich auch mit den Bedürfnissen des «Kindes in ihrem Inneren» auseinander zu setzen. (Wir sind der Auffassung, dass das dyadische Design die Entwicklung von «Einsichtsstrukturen» fördert, eine Bezeichnung, die von Sandler und Sandler [1992, S. 46] stammt. Die Identifikation mit der Haltung des Therapeuten bringt die Eltern dazu, eine «Perspektive einzunehmen, die es ihnen erlaubt, ihr vormals abgelehntes ‹Kind in ihrem Inneren›» – und seine Auswirkungen auf ihre Sicht des realen Kindes – «wahrzunehmen und zu tolerieren» [S. 47].) Verschüttete Ressourcen werden zugänglich und Interferenzen mit mentalen Prozessen aufgehoben, wenn die gegenwärtige Bedeutung der elterlichen Rolle bestätigt wird und die Eltern als Individuen Achtung erfahren.

Die meisten Eltern erleben den Therapeuten – ein «neues» und ein Übertragungsobjekt – als jemanden, der sie in ihrer Entwicklung fördert und sie in ihrer Elternrolle dem Kind gegenüber stärkt. Er unterstützt sie dabei, sich

68

«spielerisch» auf die konflikthaften Themen einzulassen, die in den Sitzungen auftauchen. (Nach Moran [1987] zeichnet sich ein spielerischer Stil in der normalen Entwicklung durch eine «lustorientierte Flexibilität» von Eltern im Umgang mit ihren Kindern aus, welche förderlich für das Kompetenzerleben des Kindes und seine «Konfliktvermittlungs- und Konfliktlösungsoptionen» ist [S. 17].) Im Laufe der Behandlung muss der Therapeut immer wieder einen Ausgleich herstellen zwischen den unrealistischen selbstidealisierenden Gefühlen der Eltern und einem neuen Gefühl von Stärke, das aus der Beteiligung an den gemeinsamen Bemühungen erwächst. (Idealisierende Übertragung und Zwillingsübertragung [Kohut, 1977, 1984], definiert als die Tendenz, sich vertrauensvoll auf die Klugheit und die Macht anderer zu verlassen, und das «So-sein» wie der andere.)

In dem Gefühl, auf die Unterstützung des Therapeuten zählen zu können, lernt das Kind sehr schnell, dass seine Eltern willens sind, sich für es einzusetzen. Fast von Anfang an verhandelt das Kind aktiv und kreativ, im Spiel mit beiden Elternteilen, die verschiedenen Bedeutungen ihrer Repräsentationen und Erwartungen. Die positive Selbstbeurteilung des Kindes und seine Motivation, auf vielfältige Weise zu kommunizieren, wird durch die aktive Beteiligung der Eltern stark gefördert.

Voraussetzung dafür, dass sich die Eltern als kompetent erleben, ist eine realitätsorientierte beobachtende und reflexive Haltung gegenüber den gegenwärtigen und zukünftigen Bedürfnissen ihres Kindes sowie eine realistische Einschätzung ihrer eigenen Bedürfnisse und Möglichkeiten. Die Kinder nehmen nicht nur die guten Absichten ihrer Eltern wahr, sondern beteiligen sich nur allzu gern an der gemeinschaftlichen «Reparatur» der Bilder, die sie von sich selbst und voneinander haben.

Kapitel 5

# Der therapeutische Prozess: Die Funktion des Therapeuten

Der Therapeut ist teilnehmender Beobachter der *in vivo* interagierenden Dyaden und verhält sich ihnen gegenüber so natürlich, wie dies in einem therapeutischen Setting nur möglich ist.

Um den Entwicklungsbedürfnissen des Kindes dienlich zu sein, muss der Therapeut die Eltern explizit in ihrer Rolle dem Kind gegenüber unterstützen. Er fördert und erleichtert die Kommunikation zwischen den Partnern des Zweiergespanns, mit dem er es jeweils zu tun hat. Er verbalisiert und übersetzt die Bedeutungen ihrer Interaktionen und Beziehungsgestaltung im Hier und Jetzt und hilft ihnen durch seine einfühlende Haltung, sich mit den separaten und subjektiven Sichtweisen, die in ihren Dialogen zum Vorschein kommen, auseinander zu setzen.

Als teilnehmender Beobachter lernt er die der Dyade eigene Sprache kennen und versucht, die spezifischen Themen ihrer Beziehung und ihrer Schwierigkeiten nachzuempfinden. Blockierte mentale Prozesse können wieder in Gang gesetzt werden. Angst und Interferenz bei der Selbst- und der Fremdbeobachtung gehen zurück, wenn die Bedeutung der elterlichen Rolle explizit gemacht und aufgewertet wird und die Eltern als Erwachsene geachtet werden. Manchmal wird der Vater- bzw. Mutter-Kind-Dyade durch Prozesse des Imitationslernens *(modelling)*, Benennens *(labelling)* und der Unterstützung der Affektregulierung eine Art «Entwicklungshilfe» zuteil. (Diese Art von Entwicklungsförderung wird am Anna-Freud-Centre in der Behandlung von Kindern und Erwachsenen praktiziert, die unter Entwicklungsstörungen und der Beeinträchtigung mentaler Prozesse leiden [Fonagy et al., 1993b; Fonagy & Target, 1996b; Hurry, 1998; Kennedy & Moran, 1991].)

## Die Anfangsphase

Eines der Hauptziele dieser Phase ist die Festigung des therapeutischen Bündnisses auf der Grundlage der Einbeziehung der Eltern als aktiv an der therapeutischen Arbeit Beteiligte und der realistischen Beurteilung ihrer bestehenden Möglichkeiten (siehe auch Kapitel 6 und 7 über die Arbeit mit den Eltern-Kind-Dyaden und der Mutter-Vater-Dyade). Die empathische und tolerante Haltung des Therapeuten und die spielerische Atmosphäre (im «Als-ob») verschaffen dem Kind und den Eltern in den Sitzungen die Sicherheit, die sie brauchen. Der Therapeut fördert die positiven Einstellungen der Eltern, indem er ihnen das Gefühl gibt, akzeptiert und verstanden zu werden, und trägt dazu bei, dass es in den Sitzungen zu bedeutsamen Interaktionen zwischen Eltern und Kind bzw. zwischen Vater und Mutter kommt.

Der Therapeut richtet die Aufmerksamkeit der Eltern auf die Beobachtung typischer Verhaltensmuster und auf wiederkehrende Themen in den dyadischen Interaktionen; er ermöglicht es, deren mögliche Bedeutungen zu identifizieren und aufzuarbeiten, sowohl aus Sicht der Eltern als auch aus der des Kindes. Das Kind braucht oft Hilfe, um sich darüber klar zu werden, was in seinen Eltern vorgeht, um ihre Absichten, Motivationen und Erwartungen genauer zu verstehen. Es hilft dem Kind sehr, wenn die Eltern klar zum Ausdruck bringen, dass es an der Art einer bestimmten Interaktion liegt, dass sie sich nicht darauf einlassen wollen – und nicht, weil sie nichts mit dem Kind zu tun haben möchten.

Die Eltern erhalten eine Art psychoedukativer Beratung, die einen flexiblen und empathischen Umgang mit Bedürfnissen ermöglicht. Der Therapeut muss respektvoll mit der Rolle der Eltern in der Familie und mit den für die Dyade spezifischen Problemen umgehen, wenn er die Eltern dazu motivieren will, im Interesse des Kindes daran zu arbeiten. Über die Identifikation mit dem Therapeuten können die Eltern lernen, dass sie aufmerksam beobachten und die Bedeutungen der ablaufenden Interaktionen mit ihrem «realen» Kind in der unmittelbaren Situation sensibel und interessiert interpretieren können. Der Therapeut hilft dabei, wiederkehrende familiäre Muster zu übersetzen, indem er die Eltern dazu bringt, sie mit stärker reflexiven Selbst- und Fremdbeobachtungen im gemeinsam erlebten Alltag in Zusammenhang zu bringen.

## Die mittlere Phase

Wenn die Eltern sich sicherer und zufriedener in ihrer elterlichen Rolle fühlen, bringen sie ihre «natürlichen» positiven und negativen Gefühle dem Kind gegenüber sowie die positiven und negativen Übertragungsgefühle dem Therapeuten und ihrem Arbeitsbündnis gegenüber freier zum Ausdruck. Dadurch, dass sie sich in ihrer helfenden Rolle bestätigt fühlen, sich mit dem Therapeuten identifizieren und das Gefühl haben, sich auf ihn verlassen zu können, steigt ihre Bereitschaft, sich stärker mit ihrer Verantwortung auseinander zu setzen, dem Kind Zuwendung zu schenken und seine Entwicklung zu fördern. Gleichzeitig wird das Kind realistischer wahrgenommen. Die Eltern erhalten Hilfe und gleichzeitig helfen sie ihrem Kind. Diese Position entspricht ihrer Balance zwischen (positiver und negativer) Übertragung und den realistischen Gefühlen gegenüber dem Therapeuten. Die Beteiligung des realen Kindes verschafft dem «inneren Kind» der Eltern Ausdrucks- und Reaktionsmöglichkeiten. Dies ermöglicht das Auftauchen von Wünschen, die in der akzeptierenden Atmosphäre der dyadischen Sitzungen durch die Identifikation mit dem agierenden Kind erfahren werden.

Der Therapeut muss das Gleichgewicht wahren zwischen konkreten Interventionen auf der einen Seite (dem Vorführen und Veranschaulichen bestimmter Verhaltensweisen und/oder dem stellvertretenden Einsatz eigener Beobachtungs- und Denkkapazitäten – womit er für das Kind oder die Eltern die Funktion eines Hilfs-Ichs [Sandler et al., 1980] übernimmt) und – auf der anderen Seite – einer eher latenten Verfügbarkeit für Eltern und Kind, auf die diese zur Stärkung, Aufrechterhaltung und Bestätigung von Bedürfnissen, Wünschen und Rollen zurückgreifen können (Selbst-Objekt, definiert als Ergänzung bzw. Erweiterung des Selbst [Basch, 1992; Kohut, 1984]).

Im Beziehungsraum der Dyade wird dem Therapeuten von Elternteil und Kind eine Vielfalt an Rollen angetragen, die er flexibel ausfüllen muss: die Rolle eines «Experten», einer «wohlwollenden oder fordernden Autorität», eines «Objekts» aus der Vergangenheit (Übertragungsobjekt) oder eines neuen, nützlichen Objekts – eines Ko-Erzählers der Geschichte von Kind und Eltern, einer Geschichte, die führt und wertet, oder einer, die kontrolliert. Bei der Suche nach «korrigierten» Bedeutungen für alte Beziehungen unterstützt der Therapeut die Eltern und steht dem Kind bei, indem er ihre aufeinander bezogenen Bedürfnisse interpretiert und ihnen hilft, sich mit ihren Beziehungsmustern auseinander zu setzen. Durch ein Durcharbeiten lassen sich diese Muster auf Seiten der Eltern ändern, während das Kind von der empathischen Haltung des Therapeuten und seiner aktiven Verfügbarkeit und Kreativität profitiert (Emde [1990] – «korrektive empathische Erfahrungen» sind in das Handeln des Therapeuten eingebettet. Zum Ausdruck kommen sie über seine Verfügbarkeit und Kreativität, die als wesentlich für die Empathie eines Erwachsenen in der Rolle als Bezugsperson für ein Kind betrachtet werden).

Die emotionale Verfassung von Eltern und Kind beeinflusst ebenso wie die Persönlichkeit des Therapeuten die Intensität und das Ausmaß seines

Engagements im dynamischen Austausch der Dyade. Der Therapeut macht sich seine eigenen Reaktionen auf die Beziehungsmuster und das affektive Klima bewusst und interpretiert, was die Eltern und das Kind von ihm brauchen (Kohut [1977] nennt dies «objektive Gegenübertragung»). Die meisten Bedürfnisse werden vom Therapeuten zur Durcharbeitung in die ablaufenden Interaktionen der Dyade umgelenkt; einige werden in der anderen Eltern-Kind-Dyade oder in der Vater-Mutter-Dyade bearbeitet.

*Beispiel:* Fast von Anfang an stellten die dyadischen Sitzungen mit dem Vater, dem fünfjährigen Harry und einer weiblichen Therapeutin für den Vater eine erhebliche Belastung dar, und obwohl er motiviert war, dem Kind zu helfen, und von der Therapeutin umsichtig unterstützt wurde, zeigte er sich zunehmend gereizter und ärgerlicher. In einer der ersten Sitzungen reagierte er auf eine an beide Partner der Dyade gerichtete Verbalisierung mit dem lautstark geäußerten Vorwurf: «Ich bin hier, um zu sehen, wie Sie es machen, und um mir etwas abzugucken, und nicht, um wieder alles selbst zu machen.» Die Frustration der Therapeutin und ihr Unbehagen in der Situation waren wohl weitgehend Ausdruck der Ambivalenz des Vaters in Bezug darauf, sich von einer Frau helfen zu lassen. In der Arbeit mit der Vater-Mutter-Dyade konzentrierte sich die Therapeutin vor allem auf Harrys Mutter als derjenigen, die mit ihr und dem Vater die Schwierigkeiten des Jungen und die erforderlichen Veränderungen im Verhalten der Eltern erörterte.

Die Durcharbeitung im Kontext der Vater-Mutter-Dyade versetzte den Vater in die Lage, seine Selbstrepräsentationen als Harrys Vater, als Ehegatte und als Mann besser zu integrieren. Dadurch konnte er sich besser auf die Zusammenarbeit mit der Therapeutin einlassen, die er nun als jemanden betrachtete, der ihn in seiner besonderen Rolle als Harrys Vater unterstützte, und damit mehr zu den Fortschritten des Kindes beitragen.

Der Therapeut hat ständig die therapeutischen Ziele im Auge, das Kind in seiner Entwicklung zu fördern und die Eltern in ihrer Rolle zu stärken. Besonderes Augenmerk wird auf die Förderung der «reflexiven Funktion» der Eltern und die Aktivierung blockierter Fähigkeiten gelegt. (Fonagy [1993a] definiert die reflexiven Funktionen von Erziehenden als Fähigkeit, die überbordenden Affekte des Kindes auszuhalten, seine Bedürfnisse im Voraus zu spüren und seine Perspektive zu übernehmen und die Umwelt daran anzupassen.) Die Repräsentationen des Kindes und der Eltern können reorganisiert und vergangene und gegenwärtige Repräsentationen im Kontext der wieder zur Verfügung stehenden Fähigkeiten integriert und neu bewertet werden.

*Beispiel:* Der fünfjährige Nick, erstes Kind seiner Eltern, wurde zur Therapie angemeldet, weil er unter anhaltenden Todesängsten litt (mit denen seine Mutter nicht umgehen konnte) und gleichzeitig sehr verschlossen war. Nick hatte einen Bruder, bei dessen Geburt er 22 Monate alt gewesen war.

Die Aufnahme der Behandlung Nicks fiel zusammen mit dem Beginn der dritten Schwangerschaft seiner Mutter. Im Laufe von sieben bis acht Monaten waren es drei verschiedene Themen, die Nick intensiv beschäftigten.

Das erste Thema, das in seinem Spiel zum Ausdruck kam, war ein «sehr mächtiger König [vertreten durch einen Gegenstand], der sehr allein und sehr krank ist und dem niemand helfen kann». Die Therapeutin empfand das Spiel als chaotisch, erkannte jedoch Gefühle von Hilflosigkeit und Wut darin. Die Mutter übernahm unterschiedliche Rollen, unter anderem die der Mutter des Königs; ihre Bemühungen, sich dem König zu nähern, wurden jedoch vom Kind zurückgewiesen.

Das zweite Thema (im vierten Monat der Behandlung) betraf eine Hundefamilie: Es gab eine lieblose Hundemutter, die sich kaum um ihre beiden Söhne kümmerte. Hier war sehr viel mehr Wut im Spiel, und Nick forderte seine Mutter auf, «eine sehr wütende Hundemutter» zu spielen. Die Therapeutin übernahm die Aufgabe, die Gefühle und möglichen Absichten der Protagonisten narrativ zu verdeutlichen, und überbrückte den Dialog zwischen dem Sohn und der Mutter, die sich zwar nicht besonders wohl in ihrer Rolle fühlte, die sie jedoch so ausführte, wie ihr Sohn es von ihr verlangte. In den Einzelsitzungen mit der Therapeutin (der Vater unterstützte die Therapie zwar, konnte jedoch nicht daran teilnehmen) zeigte sich die Mutter sehr irritiert und gekränkt durch das Gefühl ihres Sohnes, von ihr im Stich gelassen worden zu sein. Sie reagierte mit Besorgnis und Schuldgefühlen darauf, wie er sie in ihrer Mutterrolle darstellte.

Mit der Geburt des dritten Jungen tauchte in Nicks Spiel das Thema des «Verlustes der vertrauten Mutter» auf – seine Erinnerungen an das Verlassenwerden durch die Mutter vor der Geburt des zweiten Sohnes. Der blockierte Trauerprozess wurde unter aktiver Beteiligung der empathisch reagierenden Mutter im Spiel durchgearbeitet. Sie, die sich mit der Therapeutin identifizierte, erzählte ihrem Sohn – als Baby – was ihrer Erinnerung nach passiert war, wer sich um ihn gekümmert hatte und wie es ihr gegangen war. Nick, der wie ein verlassenes und in Panik geratenes Baby schrie, war nun mit Unterstützung seiner Mutter, die ihn emotional in seiner Erfahrung begleitete, in der Lage, seine verlorene Mutter der Vergangenheit und die Mutter der Gegenwart zu einem Bild zusammenzufügen. Diese nachgeholte Trauer war sehr bedeutsam für die Entwicklung eines neuen Verhältnisses zwischen Mutter und Sohn.

Über die Klärung der alternativen Bedeutungen der Narrative verwandelt der Therapeut die Interaktionen zwischen den Partnern der Dyade in Prozesse, die auf unterschiedlichen Explizitheitsstufen eine Hierarchie von Bedeutungen kommunizieren. Er unterstützt die Eltern und das Kind dabei, bewusste und vorbewusste Bedeutungen mit reflexiveren in Verbindung zu bringen. Beispielsweise hilft er dabei, Verhaltensweisen, die üblicherweise als negativ, provokativ und aggressiv erlebt werden, in mögliche Absichten und Emotionen zu übersetzen, wie sie aus Frustrationen, Enttäuschungen, Einsamkeits- und Hilflosigkeitsgefühlen erwachsen.

## Die Abschlussphase

Die neu entstandene emotionale Nähe zwischen den Partnern der Dyade und ihre Zufriedenheit mit der Beziehung wird in verschiedenen Kontexten gestärkt und durchgearbeitet. Die Eltern fühlen sich kompetenter und vertrauen stärker auf ihre Fähigkeit, auch ohne die Unterstützung und Bestätigung durch den Therapeuten reflexiv und angemessen mit den verschiedenen Bedürfnissen ihres Kindes umzugehen. Die Dyaden vermitteln dem Therapeuten jeweils in ihrem eigenen Tempo und auf ihre eigene Art und Weise das Gefühl, dass sie im Kontext ihrer neuen gestärkten Beziehung nicht mehr auf seine Hilfe angewiesen sind.

Die Eltern spüren, dass ihnen die Haltungen des Beobachtens, Reflektierens, Kommunizierens und Verhandelns, die sie in den Sitzungen erworben haben, nun auch als eigene Fähigkeiten zur Verfügung stehen. Der kontinuierliche Anpassungsprozess auf der Grundlage ihres neuen Wissens darum, was das Kind braucht und wie sie handeln können, befreit ihre Beziehungen von Verzerrungen und schützt sie vor lähmenden Ängsten. Die positive Atmosphäre aus den Therapiesitzungen geht immer stärker auf sie über und überträgt sich auf das häusliche Umfeld.

Der Therapeut hilft den Eltern, ihre Möglichkeiten und Grenzen im Umgang mit den Bedürfnissen des Kindes realistisch und mit einem sicheren Gefühl einzuschätzen. Die verbesserte Fähigkeit des Kindes, zum Ausdruck zu bringen, was in ihm vorgeht, sein Vertrauen und seine Bereitschaft, sich auf neue Beziehungen mit neuen Objekten einzulassen, stellen einen Schutz dar und sichern seinen Fortschritt weiter ab. Der Therapeut kann die Dyade loslassen – in dem Vertrauen, dass unabhängig von weiterer Unterstützung, die Kind oder Eltern in der Zukunft möglicherweise benötigen, die in der Therapie durchgearbeiteten Erfahrungen der Entwicklung des Kindes einen neuen positiven Schub verliehen haben.

# Kapitel 6

# Die Eltern-Kind-Dyaden

Die Sitzungen mit der Mutter-Kind- und der Vater-Kind-Dyade ermöglichen es dem Therapeuten, die komplexen Interaktionsmuster der Dyaden zu beobachten und empathisch an ihnen teilzuhaben und Einblicke in ihre Gefühle und subjektiven Bedeutungen erinnerter oder fantasierter Beziehungsaspekte zu erhalten. Dabei konzentriert sich der Therapeut auf zwei parallele therapeutische Prozesse für jeden Teilnehmer in der Dyade – einen Prozess mit dem anderen Teil der Dyade und einen mit dem Therapeuten.

Das Kind trägt, unterstützt durch den Brücken bauenden Therapeuten, auf ganz unterschiedliche Weise Fragen an seine Eltern heran wie: «Wie siehst du mich?», «Wer bin ich für dich?», «Wie findest du mich?» oder «Was sind die Bedingungen dafür, dass ich zu dir gehöre?» Das Setting bringt den Vater bzw. die Mutter und das Kind zusammen und ermöglicht es ihnen, sich einander zuzuwenden und miteinander zu sprechen, anstatt nur übereinander.

Das Kind ist – als mitwirkendes Objekt eines nichtbewussten Drucks eines oder beider Elternteile, bestimmte Aspekte ihrer Selbst- und Objektrepräsentationen auszuagieren – dazu gebracht worden, in Übereinstimmung mit diesen Projektionen zu denken und zu fühlen. Ihm kann die Rolle des «Retters», des «Sündenbocks» oder des «Rächers» für Vater oder Mutter oder die des «Vermittlers» zwischen den Eltern übergestülpt werden bzw. Varianten oder Kombinationen dieser Rollen. Um für eine bestimmte Rolle auserkoren zu werden, muss das Kind bestimmte relevante Merkmale – wie Position in der Geschwisterfolge, Geschlecht, Temperament, Behinderung etc. – mitbringen.

Das Kind kann die Rollen auf der «Bühne» der Sitzungen mit der Mutter und dem Vater durchspielen und sich mit Hilfe des Therapeuten und des jeweiligen Elternteils fokussiert mit den Themen auseinander setzen und sie in sein Selbst- und Fremdverständnis integrieren. In diesem Prozess macht das Kind oft von sich aus deutlich, welchen Elternteil es gerade benötigt. Dadurch dass dieser Elternteil einen besseren reflexiven Zugang zu den Gedanken und Gefühlen des Kindes hat, ist er eher in der Lage, auf die impliziten oder expliziten Versuche des Kindes einzugehen, ihm seine angemessene Elternrolle zuzuweisen, so wie es ihre Beziehung braucht.

Dass die gleichen Themen mit beiden Elternteilen durchgearbeitet werden, hilft dem Kind dabei, zu differenzierteren Selbst- und Fremdrepräsentationen zu gelangen, die Bedeutungen der separaten und spezifischen Beziehungen zu Mutter und Vater zu integrieren und besser unterscheiden zu können zwischen den Erwartungen seiner realen Eltern und denen seiner «Eltern aus der Vergangenheit».

## Die Anfangsphase

Der Therapeut lernt die beiden Partner der Dyaden dadurch kennen, dass er als teilnehmender Beobachter Zeuge ihrer interaktiven Muster und ihrer Beziehungsgestaltung wird, so wie sich diese in den Sitzungen darstellen. Bei einem großen Teil der Muster handelt es sich um emotionale prozedurale Interaktionen (siehe z. B. Sandler & Sandler, 1977), die ursprünglich hilfreich waren, nun aber eine verzerrende Wirkung auf Wahrnehmung und Verständnis haben. Um die automatischen prozeduralen Handlungen zu verändern, muss der Therapeut sie unterbrechen und mit Hilfe von Verbalisierung und Klärung des Verhaltens die Aufmerksamkeit auf ihre möglichen Bedeutungen lenken. Besonderes Augenmerk wird dabei auf die Benennung der Erwartungen der Eltern und des Kindes gerichtet, die diese in ihren realen Beziehungen und in der Fantasie aneinander haben.

Das Kind lernt schnell, ambivalente Gefühle und widersprüchliche Selbstrepräsentationen, die mit konfligierenden elterlichen Erwartungen zusammenhängen, zum Ausdruck zu bringen und sie zu «präsentieren», damit sie beobachtet und verstanden werden können. Dabei wird es vom Therapeuten unterstützt, der empathisch am Geschehen beteiligt ist und falls nötig als Hilfs-Ich fungiert.

*Beispiel:* Der fünfjährige Ted, zweites von drei Geschwistern, kam wegen Verhaltensauffälligkeiten im Kindergarten in die Therapie. Er wurde beschrieben als «recht intelligentes Kind, das aber das Verhalten eines Babys an den Tag legt und kein Interesse daran hat, sich sinnvoll zu betätigen oder etwas zu lernen». Die Mutter gab an, dass es unmöglich sei, den Jungen zu verstehen («lebt im Wolkenkuckucksheim»), und er sich entweder extrem unerreichbar und desinteressiert oder sehr stur zeige. Vom Vater wurde Ted als Junge beschrieben, der schüchtern war («wie ich») und Angst vor anderen Kindern hatte, aber auch als jemand, der «sich von niemandem etwas sagen lässt». Es wurde beobachtet, dass die Mutter eine herablassende Haltung gegenüber dem Vater an den Tag legte und ihn behandelte, als wäre er eines ihrer Kinder, nicht ihr Mann. Der Vater war außerstande, Ärger direkt zu äußern, insbesondere solchen Ärger, der sich gegen seine Frau richtete. Aus Teds Verhalten und den Interaktionen in den dyadischen Sitzungen ging hervor, dass das Kind unter den gegenläufigen Erwartungen und widersprüchlichen Anforderungen von Seiten seiner Eltern litt. Die Mutter behandelte ihn als «ihren Mann» – und verhielt sich ihm gegenüber in dieser Rolle geradezu verführerisch. Auf der anderen Seite ging sie sehr kritisch mit ihm um und zeigte sich enttäuscht von ihm, weil er nichts so mache, «wie es sich gehört». Der Vater war zwar liebevoll zu seinem Sohn, verhielt sich jedoch wie ein inkompetenter Freund ihm gegenüber. Ted brachte seine Verwirrung und seine Einsamkeit zum Ausdruck und machte deutlich, wie groß sein Bedürfnis nach einer schützenden und orientierenden Umgebung war.

In einer der ersten Sitzungen mit dem Vater spielt Ted allein mit einer kleinen Figur, die Auto fährt. Als der Fahrer (ein Baby) einen kleinen Bären überfährt, wird er von wütenden Leuten beschimpft und angeschrien. Man will ihn ins Gefängnis stecken. Als die Therapeutin sagt, dass «das Baby vielleicht noch zu klein ist, um allein zu sein ohne Eltern, die sich um es kümmern», stellt Ted Barrieren um das Auto und den Fahrer auf. Dazu stellt er dann mit Absicht eine kleine Toilette. Dann steht er auf, geht zur Toilette und kommt zurück. Der Vater bittet Ted, noch einmal zurückzugehen und zu spülen. Der Junge ignoriert dies, nimmt aber die Babyfigur und schlägt sie eine Zeit lang gegen die Barrieren. Als der Vater, der seine Bitte mehrere Male wiederholt, sich schließlich verzweifelt der Therapeutin zuwendet («sehen Sie?»), sagt diese: «Vielleicht muss man Ted klar und deutlich sagen, was man von ihm erwartet?» Ted sagt daraufhin: «Eine stärkere Barriere ist nötig ... eine aus Stahl.» Der Vater nimmt ihn an der Hand und Ted läuft fröhlich zur Toilette und spült.

In der darauf folgenden Woche spielt Ted in einer Sitzung mit der Mutter mit genau denselben Spielsachen. Dieses Mal hat er das Auto von «einer Schwester gekriegt, die es ihm erlaubt hat, damit zu fahren». Er fährt nur, wenn die Ampel auf Grün steht, «das weiß er ja jetzt». Die Mutter ist sehr angetan, und auch Ted ist zufrieden mit sich selbst, weil er sich jetzt so verhält, «wie es sich gehört» und wie es die Regeln vorschreiben. Er spielt, dass er «viele interessante Sachen sieht». Die Mutter, die «kluge Kinder, die dazulernen» schätzt, ist sehr zufrieden mit ihm.

Mit der Hilfe, die die Therapeutin in dieser Interaktion leistet, fühlt sich das Kind besser verstanden und kann sich, wenn es vom Vater unterstützt wird, mit einem Teil der Erwartungen der Mutter auseinander setzen. Sowohl die Eltern als auch das Kind versuchen, die Therapeutin als Partnerin zu gewinnen und die Grenzen seiner Akzeptanz und Anerkennung auszutesten. Die Eltern, die Sicherheit im Arbeitsbündnis und im Gefühl einer supportiven Identifikation mit der Therapeutin finden, sind eher bereit, sich mit den Motiven und Gefühlen auseinander zu setzen, die dem Verhalten des Kindes zugrunde liegen, und über ihre Bedeutungen nachzudenken.

Die fehlangepassten Verhaltensmuster können oft direkt – und manchmal auf dramatische Weise – geändert werden, auch ohne dass das Stadium der «korrektiven empathischen Erfahrungen» zwischen dem Therapeuten, den Eltern und dem Kind durchlaufen wird.

*Beispiel:* Der vierjährige Andy war in den Augen seiner Mutter und «nach Ansicht aller, die ihn kennen» ein «unmögliches Kind». Die Mutter, eine noch recht junge Frau, schien Angst vor ihrem Sohn zu haben. Der Vater war immer «mit Arbeit beschäftigt». Die Therapeutin erlebt in den Sitzungen mit der Mutter einen einsamen und wütenden Jungen und in den Sitzungen mit dem Vater, der den größten Teil seiner Kindheit in einem Heim verbracht hat, einen einsamen und Kontakt suchenden Jungen. Fast von Anfang an fällt auf, dass der Vater ambivalent auf die Möglichkeit reagiert, in den Sitzungen mit seinem Sohn zu spielen. Er findet es sehr aufregend, aber wirkt auch ängstlich. Das Kind lockt ihn in diese schwierige Situation hinein, während der Vater davor zurückscheut, Erinnerungen wachzurufen, die wahrscheinlich sehr schmerzlich sind.

Um die subjektive Bedeutung ihrer Kommunikation einzubringen, vermittelt die Therapeutin dem Vater auf taktvolle Weise, dass sie sein Zögern und seine Sorge, ob er «akzeptiert» wird und man ihm das Spielen «erlaubt», versteht. Sie macht ihm auch deutlich, dass er als spielender Vater gebraucht wird – als Partner für seinen Sohn. Der Vater fühlt sich verstanden und ist in der Lage, sich mit dem Kind zu identifizieren, wenn er in seiner Vaterrolle unterstützt wird. Die Erfahrung von Nähe in der akzeptierenden Atmosphäre der Sitzung hat einen sehr positiven Einfluss auf die Vater-Sohn-Beziehung und ermöglicht Wachstum für beide.

Im Laufe der Behandlung gibt es viele Gelegenheiten für den Vater, zu bearbeiten, was es für ihn bedeutet, einen Sohn zu haben. Ausgangspunkt ist die Überlegung, dass der Vater durch die Identifikation mit seinem eigenen Vater, der die Familie verlassen hatte, «loyal» das Gleiche tut wie das, was sein Vater ihm angetan hat («abwesend sein», «nicht zu spielen»): Er verleugnet die traumatische Trennung und jeden Unterschied zwischen den früheren und den gegenwärtigen Rollenbeziehungen. Die therapeutische Situation hilft dem Vater, seine eigene Sicht elterlicher Rollen anzuschauen und neu zu definieren und die Vergangenheit durch neue Erfahrungen «wieder gutzumachen».

## Die mittlere Phase

In der spielerischen und Sicherheit gewährenden Atmosphäre der Therapie bietet der Therapeut sowohl Grenzen als auch Halt in Situationen, die Angst und Schmerz verursachen. (Nach Bions [1962] Modell projiziert das kleine Kind seine unkontrollierbaren Emotionen auf die Mutter, die – als effektiver «Container» – mit diesen erfolgreich umgehen und sie umwandeln kann. Das Kind erhält sie «entgiftet» zurück.) Er ist eine Art «Leuchtfeuer» (Mahler et al., 1975) für das Kind und die Eltern; diese brauchen die annehmende und flexible Führung hin zu neuen Seiensweisen und die Grenzen, die er setzt, um sich mit schmerzhaften Erlebnissen auseinander zu setzen und sich mit den eigenen Bedürfnissen und denen der anderen zu beschäftigen. Die Bereitschaft, sich vertrauensvoll auf den Therapeuten zu verlassen, die im Laufe des therapeutischen Prozesses entsteht, hilft den Eltern, sich damit zu identifizieren, was das Kind im Spiel ausagiert. Elemente inkohärenter Erinnerungen, Bilder und fehlangepasster defensiver Lösungen können in gemeinsam konstruierten Spielszenarien und Narrativen exploriert und neu zusammengefügt werden.

*Beispiel:* Die achtjährige Amy, seit einigen Monaten in einer dyadischen Behandlung, zeigte eine Reihe von Problemen, die alle als eine Form aufgefasst werden konnten, den für sie verantwortlichen Erwachsenen mitzuteilen, dass sie nicht die Hilfe erhielt, die sie brauchte.

Sie war bereits seit vielen Jahren wegen unklarer Probleme von ihrer Mutter in verschiedene Behandlungen «gesteckt» worden. So wurde beispielsweise bereits vor der Einschulung mit einem speziellen Förderunterricht begonnen, trotz dieser Maßnahme und trotz hoher Werte im Intelligenztest weist sie erhebliche Lernverzögerungen auf. Während sie von Gleichaltrigen akzeptiert wurde, betrachteten Erwachsene sie als «irgendwie zu kurz gekommen». Einen ähnlichen Eindruck hatte die Therapeutin auch von der Mutter, wenngleich diese ihre Kindheit und ihr Verhältnis zu Eltern und Lehrern als sehr glücklich schilderte. Die Mutter wirkte bemüht, sich auf das Kind einzustellen, und schien daran interessiert zu sein, ihm zu helfen, es gab jedoch kein enges, vertrautes Verhältnis zwischen ihnen. In den Sitzungen war zu beobachten, dass die Mutter ihren Pflichten gegenüber dem Kind zwar gerecht wird, aber keine emotionale Nähe zu dem Mädchen herstellen kann. Anscheinend muss eine defensive Distanz gewahrt bleiben. Dieser Punkt konnte in der Arbeit mit der Mutter nicht thematisiert werden.

Amy bringt bei einer der dyadischen Sitzungen ihre Hausaufgaben mit und bittet die Mutter, ihr zu helfen. Die Mutter reagiert verstört darauf und lehnt ab. Amy wendet sich an die Therapeutin, die erklärt, dass es so aussehe, als ob Amy Hilfe von ihrer Mutter wolle. Mit Unterstützung der Therapeutin sprechen Mutter und Tochter über das Thema und die Mutter bringt eine Erinnerung an einen Lehrer zur Sprache, vor dem sie Angst hatte. Im Anschluss an diese Sitzung erinnert sich die Mutter in ihren Einzelsitzungen nach und nach an eine ganze Reihe von Vorfällen aus ihrer Kindheit, bei denen sie misshandelt und sexuell missbraucht wurde. In den Mutter-Tochter-Sitzungen beginnt die Mutter nun, sich auf Amys Geschichten einzulassen und Erinnerungen aus ihrer eigenen Kindheit einzubringen und so, gemeinsam mit ihrem Kind, ihre Autobiographie zu «revidieren». Auf diese Weise finden Mutter und Tochter unter der Anleitung der Therapeutin heraus, dass es nicht «gefährlich» ist, Hilfe zu geben und anzunehmen.

Der Lernprozess, den Eltern und Kind durchmachen, ist vor allem erfahrungsbasiert und erleichtert die Integration von Erwartungen in ein umfassenderes Verständnis. Die Art und Weise, wie problematische Situationen gedanklich verarbeitet und bewältigt werden, ändert sich, wodurch Kind und Eltern in die Lage versetzt werden, das für sich selbst zu tun, was zunächst der Therapeut für sie getan hat. (Ermöglicht wird dies durch eine «transmutierende Verinnerlichung» [Kohut, 1984].)

In der dyadischen Begegnung gibt es eine Reihe von verbalen und nichtverbalen korrektiven und förderlichen Aspekten: Der «Als-ob-Charakter» der Situation, die bestätigende «Rollen-Responsiveness» und die Unmittelbarkeit der empathischen Verfügbarkeit des Therapeuten helfen den Eltern, die Erfahrungen innerhalb der Sitzungen zu verarbeiten und ein Gefühl von Kompetenz aufzubauen. (Nach Sandler [1976] besteht eine gewisse Komplementarität in der Rollenbeziehung zwischen Patient und Analytiker, wobei der Patient dem Analytiker eine Rolle zuweist, die seine eigene Rolle ergänzt. Die «Rollen-Responsiveness» des Analytikers stellt ein entscheidendes Element in seiner «‹nützlichen› Gegenübertragung» dar [S. 45].) Die daraus resultierende zunehmende Frustrationstoleranz sowie die Aufmerksamkeit, die der gegenwärtigen Beziehung zukommt, verhelfen sowohl den Eltern als auch dem Kind zu mehr Sicherheit im Umgang miteinander. Mit Hilfe des Therapeuten können starre Muster und konflikthafte Themen aus der Perspektive der Eltern und der des Kindes angeschaut werden mit dem Ziel, Veränderungen im emotionalen Austausch einzuleiten und gemeinsame neue Bedeutungen für alte Rollenbeziehungen zu konstruieren.

Manche Kinder spielen ihre Rolle im Interesse ihrer Eltern weiter, die noch nicht explizit bereit sind, die Veränderung anzuerkennen.

*Beispiel:* Der viereinhalbjährige Dan kam wegen extremer Stimmungsschwankungen, mädchenhaften Verhaltens und Zornesausbrüchen in die Therapie. Nach Angaben der Mutter lag in ihrer Familie eine Erbkrankheit vor, die nur die männlichen Familienmitglieder betraf. In der Behandlung arbeitete der Junge beständig an Themen, die mit Selbstidentität und Selbstrepräsentation zusammenhingen.

In einer der dyadischen Treffen mit dem Vater (nach fast acht Monaten Therapie) teilte Dan dem Vater und dem Therapeuten freudig mit: «Jetzt weiß ich, dass ich kein Mädchen bin, aber Mama darf es noch nicht wissen.» Um ihren Sohn zu «schützen», hatte die Mutter ihm ungewollt vermittelt, dass er ein Mädchen sei, und ihn dazu gebracht, entsprechend dieser Projektion zu agieren und zu empfinden. Um die Mutter zu «heilen» war der Junge bereit, weiterhin seinen Part in den Ritualen zu spielen, bis sie die emotionale Unterstützung erhielt, die sie brauchte, um ihn aus der Rolle zu entlassen.

Der Therapeut muss den Eltern Orientierungshilfen geben, damit sie wissen, wie sie das Kind für den Veränderungsprozess gewinnen und innerhalb oder nur geringfügig oberhalb der Fähigkeit ihres Kindes operieren können, sich selbst zu verstehen und auszudrücken. (Vygotsky [1978] definierte eine «Zone proximaler Entwicklung», wo die Erziehungsperson als Informationsbasis fungiert und die Bemühungen des Kindes unterstützt, seine eigene Interpretation einer Situation zu formulieren, indem sie die Entwicklungsmöglichkeiten des Kindes zutreffend bewertet und ihm die Richtung für den nächsten Schritt weist.) Die zunehmende empathische Einschätzung der inneren Vorgänge des Kindes und seiner Entwicklungskapazitäten versetzt die Eltern in die Lage, ihre Repräsentationen des Kindes besser zu integrieren. Ein Teil der Eltern ist bereits früh in der Therapie bereit, das Kind kreativ zu ermutigen, eine aktive Rolle als Erzähler und Interpret ihrer gemeinsamen Erfahrungen zu übernehmen.

Die Eltern lernen, die Beziehung und den Umgang mit dem Kind, so wie es ist, emotional zu schätzen und sich positiv mit ihren eigenen Fähigkeiten und denen des Kindes auseinander zu setzen. In der Interaktion mit der Mutter und dem Vater werden relevante Themen durchgearbeitet. Dies geschieht im Spiel und in «Diskussionen» über diese Themen in unterschiedlichen Settings und mit unterschiedlichen Partnern, wodurch die Lösung des Kindes aus seinen bisherigen, entwicklungsbeeinträchtigenden Rollen gefördert wird. Die Eltern bringen ihre Erfahrungen aus den dyadischen Sitzungen in ihre gemeinsamen oder getrennten Treffen mit dem Therapeuten ein.

## Die Abschlussphase

Die Abschlussphase steht unter dem Einfluss der Tatsache, dass die Eltern und das Kind die Behandlung gleichzeitig beenden. Die Themen Trennung und Verlust, die durch das bevorstehende Ende der Beziehung zum Therapeuten aufgebracht werden, scheinen relativ oft für die Eltern von größerer Bedeutung zu sein als für das Kind – das bei den Eltern bleibt. Gefühlen wie Traurigkeit und Trauer wird ein angemessener Raum im Kontext des Kompetenzerlebens der Eltern und ihres Vertrauens in ihre Rolle gegeben. Die Bedeutungen des Therapieendes für die Dyade werden angesprochen sowie die verschiedenen Rollen, die der Therapeut im Laufe der Behandlung einnehmen musste und die nun nicht mehr benötigt werden. Der wichtigste Indikator dafür, dass die Therapie beendet werden kann, ist die Bereitschaft der Eltern, sich aktiv mit ihren Möglichkeiten und Fähigkeiten auseinander zu setzen und sich der Verantwortung für ihre Stärken und Schwächen als Eltern zu stellen. Außerdem sind sie besser in der Lage, die Erlebniswelt des Kindes von einer reflexiveren Warte aus zu betrachten. Sie haben weniger Schuldgefühle und machen die Erfahrung, dass das Kind positiv auf ihre guten Absichten reagiert.

Das Kind ist jetzt, da es auf die Unterstützung durch seine Eltern vertrauen kann, in der Lage, über die therapeutische Situation hinaus seine vorhandenen Fähigkeiten in neuen wachstumsförderlichen Beziehungen in seinem Alltag einzusetzen. Seine Beziehungen zu Gleichaltrigen und Erwachsenen helfen bei der Durcharbeitung, beim Erwerb eines besseren Verständnisses für die eigenen Erwartungen und die anderer und beim Ausbau der Fähigkeit, Affekte zu regulieren und zum Ausdruck zu bringen. Die Eltern und das Kind sind nicht länger auf den Therapeuten in seiner Funktion als Brückenbauer und Übersetzer angewiesen, um sich als selbstständige und gleichzeitig auf einzigartige Weise miteinander verbundene Menschen zu fühlen.

Die dyadische Begegnung beeinflusst und formt, eingebettet in das emotionale Klima gegenseitiger Wertschätzung, die notwendige Entwicklung der Selbstrepräsentation des Kindes, seiner Selbstdifferenzierung und seiner Fähigkeiten zur Selbstbeurteilung und Selbstkontrolle. Die Eltern gehen auf die Initiativen ihres realen Kindes ein und füllen damit ihre Rolle in der Entwicklung seiner Identität und Subjektivität so gut, wie sie können, aus.

Kapitel 7

# Die Arbeit mit den Eltern außerhalb der Sitzungen mit dem Kind

Der Zweck der regelmäßigen gesonderten Sitzungen des Therapeuten mit der Mutter-Vater-Dyade besteht darin, den Eltern dabei zu helfen, ihrem Kind zu helfen. Die Sitzungen versetzen die Eltern in die Lage, freier ihre konflikthaften Gefühle und die schmerzlichen Erinnerungen, die durch die Eltern-Kind-Sitzungen ausgelöst wurden, zum Ausdruck zu bringen und in Anwesenheit desjenigen Menschen über sie zu reflektieren, der für das Kind der «zweite Andere» und für sie selbst der Ehepartner ist. Die Bedeutungen der verschiedenen Rollenbeziehungen zwischen den Eltern und dem Kind und ihr subjektives Verständnis können in der sicheren Atmosphäre der Sitzungen, für die der Therapeut sorgt, angeschaut werden. So kann beispielsweise das Kind in die Rolle eines Vermittlers gedrängt werden, der versucht, die Eltern wieder zueinander zu bringen, oder es kann in ihre Rivalitätskämpfe oder Loyalitätsdilemmata hineingezogen werden.

Mit Unterstützung des Therapeuten helfen die Eltern einander, über ihre eigenen Absichten und Wünsche und die des Kindes zu reflektieren. Der Therapeut hebt Unterschiede in den Ausdrucksformen bzw. der defensiven Ausdrucksvermeidung beim Umgang mit negativen Gefühlen und persönlichen Bedürfnissen hervor. Manchmal finden auch Einzelsitzungen mit Vater oder Mutter statt, um den therapeutischen Prozess zu fördern.

*Beispiel:* Eric, ein sich nur langsam entwickelnder, passiver Dreijähriger, kam über Monate einmal pro Woche abwechselnd mit Vater oder Mutter in die Therapie. Alle zwei Wochen fand darüber hinaus eine Sitzung mit den beiden Eltern statt. Der Therapeutin fiel auf, dass der Vater sehr reserviert auf das Kind reagierte und insbesondere darauf achtete, nicht von seinem Sohn berührt zu werden. Alle Schritte von Seiten des Kindes, mit dem Vater engeren körperlichen Kontakt aufzunehmen, wurden von diesem brüsk abgewiesen.

In der vierten Sitzung mit den Eltern spricht die Mutter von der zunehmenden Regsamkeit und Neugier ihres Sohnes. Die Therapeutin nützt die Gelegenheit, über die altersgerechten Initiativen und Bemühungen des Kindes zur Erkundung seiner Umwelt und über sein aktives Kontaktaufnahmeverhalten zu reden. Sie ermutigt die Eltern, sich Gedanken über die möglichen Wünsche zu machen, die hinter dem Verhalten des Kindes stehen.

In der darauf folgenden Mutter-Vater-Sitzung bekundet der Vater spontan, dass er weiß, warum er so schroff auf die Versuche seines Sohnes reagiert hat, körperliche Nähe zu ihm herzustellen. Dieses Verhalten hat Erinnerungen an schmerzhafte und belastende medizinische Untersuchungen wachgerufen, denen er sich als Kind häufig unterziehen musste. Die von Sicherheit und Akzeptanz geprägte Atmosphäre bei den Elternsitzungen und die Interaktionen in den dyadischen Sitzungen aktivierten die Erinnerungen des Vaters und versetzten ihn in die Lage, sich mit seinen Gefühlen und Reaktionen seinem Sohn gegenüber auseinander zu setzen.

Das zunehmende Bewusstsein für die Eigenständigkeit und die unterschiedlichen Bedürfnisse von Eltern und Kind ermöglichen es den Eltern, das Kind aus seinen besonderen Rollen für die Eltern zu entlassen. In diesem Prozess werden sie oft aktiv von ihrem Partner unterstützt. Der echte Wunsch, das Verhalten des Kindes zu verstehen, ermöglicht es den Eltern, sich in den Sitzungen die verzerrten Repräsentationen des «realen» Kindes näher anzuschauen.

Die Eltern bringen in die Sitzungen ihre besondere persönliche Nähe zum Kind ein sowie ihr Faktenwissen und ihre Fantasien über Vergangenheit und Gegenwart; der Therapeut unterstützt sie – in seiner Rolle als Spezialist – dabei, ihre Bemühungen an den Interessen des Kindes auszurichten. Die positive Beziehung zwischen den Eltern und dem Therapeuten gründet sich in erster Linie auf dem Gefühl der Eltern, dass sie, auch wenn sie Fehler machen, beim Therapeuten auf Verständnis stoßen und von ihm als «Helfer», die einen wichtigen und einzigartigen Beitrag für das Wohlergehen des Kindes leisten, voll akzeptiert werden.

Anders als bei den Eltern-Kind-Sitzungen, in denen es manchmal nötig ist, dass der Therapeut direkten Einfluss auf die Interaktionen nimmt, indem er ein bestimmtes Verhalten demonstriert, ein Beispiel setzt oder Lösungen initiiert, präsentiert der Therapeut in den Sitzungen mit den Elterndyaden nützliche und relevante Informationen und lässt die beiden selbst damit arbeiten – in ihrem eigenen Tempo und im Kontext ihrer spezifischen Erfahrungen mit dem Kind. In dieser Art von Psychoedukation werden die Eltern darin unterstützt, genauer zu beobachten, wie ihre typischen Interaktionen mit dem Kind aussehen, sich stärker auf deren verschiedene Bedeutungen zu konzentrieren und auf mögliche Zusammenhänge zwischen früheren und gegenwärtigen Beziehungen zu achten. Die gemeinsamen Bemühungen, relevante Fragen zu formulieren und vorläufige Antworten zu finden, haben einen wichtigen emotionalen Einfluss auf die Eltern-Kind-Beziehung. Das Erörtern der möglichen Absichten des Kindes, seiner affektiven Reaktionen und seiner Abwehrhandlungen stärkt die reflexive Haltung der Eltern gegenüber den «Fragen» des Kindes und gegenüber seinem Verständnis der elterlichen Reaktionen.

Wenn sie dazu ermutigt werden, wissen die Eltern oft selbst am besten, wie sie dem Kind kreativ ihre Erwartungen und Absichten vermitteln können und wie sie ihm beispielsweise am besten erklären, wo für sie die akzeptablen Grenzen schwierigen Verhaltens liegen. Die Bereitschaft, die größere Autonomie des Kindes aktiv zu unterstützen, muss auf einer realistischen Einschätzung der eigenen Möglichkeiten und Bedürfnisse durch die Eltern sowie auf einem gestärkten Kompetenzgefühl und Engagement beruhen. Und die Kinder können ihren Eltern oft verzeihen, wenn nur deren gute Absichten deutlich werden und ein wechselseitiger Austausch stattfindet.

## Die Anfangsphase

Die wichtigste Aufgabe in dieser Phase ist die Herstellung eines tragfähigen Arbeitsbündnisses zwischen den Eltern und dem Therapeuten im Dienste des Kindes. Der Therapeut lernt – aus seiner Perspektive – die Eltern und ihre Art, ihre Wünsche und ihren Widerstand gegenüber Veränderungen kennen. Er versucht ihnen mit Hilfe eines psychoedukativen Vorgehens die notwendigen Fähigkeiten zu vermitteln und mit Hilfe von Interpretationen die Blockaden von bestehenden Fähigkeiten abzubauen. Vor allem lässt er sich auf das individuelle Tempo beider Eltern ein und unterstützt die hilfreichen Interaktionen zwischen ihnen. Die Eltern testen aus, inwieweit sie sich auf den Therapeuten verlassen können und ob er bereit ist, sie in ihrer Rolle als Mitwirkende aktiv zu unterstützen. Die gemeinsame Auseinandersetzung mit den Reaktionen des Kindes fördert die Teilnahme der Eltern und wirkt vertrauensbildend. Viele vom Kind aufgebrachte Themen werden bearbeitet, womit das Kind wie ein «Fenster» Einblicke in Erinnerungen und schmerzliche und positive Gefühle ermöglicht. Alle von den Eltern gewonnenen Einsichten werden mit Hilfe des Therapeuten in den Kontext der gegenwärtigen Beziehungen und realistischeren Repräsentationen des Kindes integriert.

## Die mittlere Phase

Der natürliche Wunsch der Eltern, eine der Entwicklung des Kindes förderliche Beziehung zu ihm zu haben, bringt sie dazu, das Arbeitsbündnis positiv zu nutzen. Der Therapeut wird in der Regel als jemand akzeptiert, der eine Veränderung ermöglicht. Der Rückgriff auf seine Unterstützung und die Identifikation mit der «Helferrolle» erweitern das elterliche Repertoire. Die Eltern gewinnen eine breitere, ausgelichenere Sichtweise der Symptome ihres Kindes und können sie mit der Familiengeschichte und ihren Wünschen und Zielen für die Zukunft in Zusammenhang bringen. Der Therapeut hilft den Eltern dabei, sich um Konsequenz und Klarheit in ihren Botschaften und ihrem Verhalten dem Kind gegenüber zu bemühen.

In den Gesprächen zwischen dem Therapeuten, den Eltern und dem Kind wird herausgestellt, wie wichtig es ist, unterschiedliche Ausdrucksformen, Bedürfnisse, Rollen, Absichten und Gefühle in Betracht zu ziehen. Die Bereitschaft der Eltern steigt, sich selbst und das Kind genau zu beobachten und miteinander zu kommunizieren. Sie reagieren auf die Anstöße des Therapeuten und unterstützen einander bei der Erforschung unterschiedlicher Formen der Beziehungsgestaltung und beim Aushandeln der möglichen Bedeutungen, die ihr Verhalten für das Kind hat. Die sichere Atmosphäre der Sitzungen ermöglicht Erfahrungslernen und fördert viele neue Einsichten zutage. Die aufgeworfenen Themen werden unter verschiedenen Aspekten bearbeitet: dem der erforderlichen Elternrollen, dem der entwicklungsförderlichen Anteile in den Beziehungen zwischen Eltern und Kind und dem der realistischen Akzeptanz der eigenen Grenzen hinsichtlich der Fähigkeit, als Eltern für dieses besondere Kind «gut genug» zu sein. Das individuell unterschiedliche Tempo der beiden Eltern zwingt den Therapeuten manchmal dazu, eine bestimmte Zeitlang die Eltern einzeln anstatt in dyadischen Sitzungen zu behandeln.

## Die Abschlussphase

Das Ende der Behandlung vereinbaren Eltern und Therapeut gemeinsam, nachdem besprochen wurde, was dies für alle Teilnehmer, einschließlich des Kindes, bedeutet. Dass die Eltern sich im Umgang mit ihrem Kind kompetenter fühlen und auch mehr Vertrauen in ihre zukünftige Rolle für die positive Entwicklung des Kindes haben, wird von uns als deutliches Anzeichen einer zufriedenstellenden Veränderung betrachtet. Die für sie hilfreichen Aspekte der Zusammenarbeit mit dem Therapeuten werden über eine Identifikation zu einem Teil ihres eigenen Verhaltens und Erlebens gegenüber dem Kind. Es kommt zu einem flexiblen Verständnis von Erwartungen und einer realistischeren Einschätzung ihres Einflusses auf ihre Beziehung zum Kind und zueinander. Den Eltern wird nahegelegt, dass es kein Ausdruck von Versagen wäre, wenn sie in Zukunft noch einmal Hilfe in Anspruch nehmen müssten. Dies gilt besonders für Eltern kleiner Kinder, bei denen kurze Interventionen in für die Entwicklung besonderes wichtigen Zeiten wünschenswert sind.

# Kapitel 8

# Zusammenfassung

Bei der in diesem Buch beschriebenen Mutter-Kind- und Vater-Kind-Psychotherapie handelt es sich um ein integriertes, dynamisches und entwicklungsbezogenes Verfahren für eine relativ kurze Behandlung von Entwicklungsstörungen bei prälatenten Kindern. Das Ziel der Behandlung besteht darin, erlebbare Veränderungen in den Interaktionen zu fördern, welche zu verbesserten dyadischen und triadischen Beziehungen sowie entwicklungsförderlichen Erfahrungen für das Kind führen.

Das Behandlungssetting ermöglicht es zu beobachten, wie sich die Beteiligten einander beeinflussen und wie sie das, was sie denken und fühlen, zum Ausdruck bringen. Es versetzt den Therapeuten als teilnehmenden Beobachter in die Lage, zu Anfang der Behandlung die Schwierigkeiten empathisch zu erfassen und zu erwägen, auf welche Weise die Eltern am besten darin unterstützt werden können, ihrem Kind zu helfen, und wodurch die Entwicklung des Kindes neuen Schub erhalten kann. Die Eltern werden als zu respektierende und unverzichtbare Mitwirkende an der Behandlung betrachtet, denen die Doppelrolle zukommt, Hilfe sowohl geben als auch annehmen zu müssen. Sie müssen bereit sein, sich mit der Bedeutung ihrer Elternrolle und ihrem Anteil an der Beziehung zu dem Kind auseinander zu setzen. Ihre potenziellen Fähigkeiten und Motivationen werden realistisch eingeschätzt, wobei der Therapeut eine supportive Haltung gegenüber ihren Bemühungen einnimmt.

Es ist wichtig, dass beide Eltern am therapeutischen Prozess beteiligt sind, damit das Kind zu einer Neubewertung und Integration der Repräsentationen seiner spezifischen Beziehung zu beiden Elternteilen und zu einem neuen Verständnis ihrer gegenwärtigen Bedeutungen gelangen kann.

Der Therapeut sorgt für einen sicheren und hinreichend strukturierten Kontext, der die Re-Kreation signifikanter Erfahrungen für die Dyaden und die Kokonstruktion neuer Verhaltensmuster und zusätzlicher Bedeutungen in ihren bestehenden Beziehungen fördert. Die Begegnungen der verschiedenen Dyaden mit demselben Therapeuten ermöglichen – durch empathische Anteilnahme, affektive Bestätigung, die Aushandlung unterschiedlicher Standpunkte und die Identifikation mit einer beobachtenden und reflexiven Haltung – bei den Eltern und beim Kind ein erfahrungsbasiertes Lernen.

Positive und sichere Beziehungen in der Therapie sowie ein durch psycho-edukative Elemente erreichtes Kompetenzerleben auf Seiten der Eltern tragen dazu bei, blockierte Prozesse wieder in Gang zu setzen, wodurch die Eltern in ihrer Funktion als Versorger und Erzieher ihres Kindes gestärkt werden. Das Erleben und Durcharbeiten in den verschiedenen Dyaden und die sich daraus ergebenden Einsichten in die vielfältigen Bedeutungen ihrer Rollenbeziehungen werden von den Eltern verarbeitet und integriert und im Interesse der Entwicklungsbedürfnisse ihres Kindes eingesetzt.

Das Kind nimmt aktiv und kreativ am Therapieprozess teil. Mit Unterstützung durch das Sicheinlassen der Eltern und durch die empathische Teilnahme des Therapeuten agiert, spielt, imaginiert und erzählt es die zentralen Beziehungsthemen, die damit für den Prozess des gemeinsamen Erlebens, Austauschens, gegenseitigen Verstehens und des Kommunizierens zugänglich gemacht werden.

# Fallstudien

Die folgenden Darstellungen beruhen auf mitgeschnittenen Behandlungen.

# Kapitel 9

# Ein Fünfjähriger, der die Hilfe seiner Eltern braucht

**Therapeutin: I. Hayut**

## Diagnostikphase

Die Eltern kamen zu uns mit der Bitte um eine Beurteilung ihres fünfein-
halbjährigen Sohnes Adam. Sie wollten wissen, ob er im folgenden Jahr
besser eine Regelschule oder eine besondere Schule für Hochbegabte besuchen sollte. Sie hielten ihn für so intelligent, dass sie befürchteten, er könne
sich in der Schule langweilen, und fragten sich, ob er einen stärker fordernden Unterricht benötigte. Sie beschrieben Adam als einen Jungen, der
Schwierigkeiten im Kindergarten hatte, sich häufig mit anderen Kindern
stritt und dem es schwer fiel, sich zu beherrschen, wenn er wütend war oder
etwas haben wollte. Sie führten die Probleme auf das Verhalten seiner Erzieherin im Kindergarten zurück, die nach Meinung der Mutter «gemein»
war und nach Ansicht des Vaters «den Kindern zu wenig Interessantes und
Anregendes» bot.

Die Eltern sind beide berufstätig und beide erfolgreich in ihrem Beruf.
Adam kam als Ergebnis einer ungeplanten Schwangerschaft zur Welt, als
seine Eltern erst knapp ein Jahr verheiratet waren. Die Mutter beschrieb die
Erfahrung der Geburt folgendermaßen: «Ich hatte einen richtigen Schock.
Ich hatte keine Ahnung, wie ich ihn halten sollte. Meine Mutter hat mir
beim Füttern geholfen, meine Schwester beim Windelwechseln und die
Kibbutz-Erzieher haben mich allgemein dabei unterstützt, mit der Situation
umzugehen.»

Es wurden keine Entwicklungsprobleme berichtet, abgesehen von medizinischen Problemen: Mit eineinhalb Jahren wurde eine Nystagmusoperati-
on durchgeführt, die der Mutter große Sorgen bereitet hatte. Im Alter von
zwei Jahren litt Adam unter Atemwegsbeschwerden. Mit fünf Jahren

tauschte er seinen Schnuller gegen eine Babyflasche aus, die er immer noch benutzt, um sich zu beruhigen und zu trösten. Beim Einschlafen braucht er auch die Unterstützung der Eltern. Die Eltern sind sehr stolz darauf, dass er so intelligent ist, und ermutigen ihn, sein Licht nicht unter den Scheffel zu stellen.

Das Paar hatte wegen seiner Beziehungsprobleme keine weiteren Kinder. Zum Zeitpunkt der Kontaktaufnahme überlegten die beiden bereits, ob sie sich scheiden lassen sollten. Die Mutter klagte über wiederkehrende Ausbrüche des Vaters, bei denen er sie beschimpfte und erniedrigte. Kurz danach, wenn er sich wieder beruhigt hatte, forderte er wieder Nähe ein und tat, als ob nichts gewesen wäre. Andererseits schätzte sie seine liebevolle Art ihr und ihrem Sohn gegenüber. Der Vater beschwerte sich über das überängstliche Verhalten der Mutter. Sie hatten eine Paartherapie hinter sich, jedoch nicht das Gefühl, dass ihnen dort geholfen worden war.

In der diagnostischen Phase der dyadischen Sitzungen und bei der Durchführung der psychologischen Tests bemühte sich Adam eifrig darum, der Therapeutin zu zeigen, dass er alles wusste und dass die Aufgaben viel zu leicht für ihn waren. Auf die leichteste Schwierigkeit hin geriet er entweder völlig außer sich oder legte somatische Beschwerden an den Tag. Es war offensichtlich, dass er sich als groß, stark und etwas ganz Besonderes erleben musste und sich daher ständig kognitiv oder emotional selbst überforderte. So zeichnete er beispielsweise einen Zug, der Baumaterialien – Beton, Holz etc. – transportierte. Dabei geriet seine Zeichnung so groß, dass er mehrere Blätter benötigte. Die Therapeutin hatte das Gefühl, dass er ihr damit zeigen wollte, wie groß sein Bedürfnis nach Halt und Stabilität war. Adam hatte kein Vertrauen in die Grenzen, die die Therapeutin ihm setzte. Er fragte immer weiter und wollte immer noch mehr Bilder sehen etc. Als er durch die Therapeutin auf sein Entwicklungsniveau beschränkt wurde, kämpfte er dagegen an und brachte seine Größen- und Allmachtsfantasien zum Ausdruck. Auf jedes Versagen bei einer Aufgabe reagierte er fast mit einem Zusammenbruch. Trotz seiner hohen Intelligenz fiel es ihm schwer, psychische Prozesse zu verbalisieren.

Aus den dyadischen Interaktionen ging hervor, dass Adam mit starken Gefühlen kämpfte und kaum in der Lage war, allein mit ihnen umzugehen. Da er die Hilfsangebote seiner Eltern nicht nutzen konnte, war er anfällig für narzisstische Kränkungen. Er zeichnete ein großes Haus mit 25 Fenstern und einem rauchenden Kamin – Symbol seiner unbewältigten Ängste und Aggressionen.

Es wurde eine dyadische Therapie empfohlen: eine Sitzung pro Woche, jeweils im Wechsel zusammen mit dem Vater oder der Mutter. Außerdem fanden jede zweite Woche zusätzlich Sitzungen mit einem oder beiden Elternteilen statt. Der Vater kam etwas häufiger allein zur Therapie als die Mutter, die bereits bei einem anderen Therapeuten in Einzelbehandlung war. Die Beziehung zwischen Adam und seinem Vater schien zu dem Zeitpunkt besonders belastet und instabil. Die separaten Sitzungen mit den Eltern wurden in Abhängigkeit von dem Material anberaumt, das in den dyadischen Sitzungen mit dem Kind zum Vorschein kam.

Das Thema «Selbstregulation» – vor allem den Umgang mit Emotionen betreffend – stellte ein herausragendes Problem in der Beziehung zwischen den Eltern untereinander sowie zwischen den beiden Elternteilen und dem Kind dar. Vater, Mutter und Adam schufen und nährten die ambivalente Suche nach dem Selbst mit anderen Rollen und ihren sich verändernden Selbstrepräsentationen – eine Dialektik zwischen Stärke und Schwäche, Bedürftigkeit und Unabhängigkeit, dem Besten und dem Schlechtesten, Aggression und Hass versus Liebe und Mitgefühl.

## Die Geschichte der Eltern

In den Sitzungen der Eltern fand ein kontinuierlicher Prozess der gemeinsamen Konstruktion von Geschichten statt. Das Material für diesen Prozess lieferten dabei vor allem die Themen, die in den dyadischen Sitzungen zum Vorschein kamen. Die Geschichten der Eltern zeigten, dass beide die Isolierung als vorherrschenden Abwehrmechanismus zur Bewältigung emotionaler Probleme einsetzten. Ihre eigenen Eltern waren unfähig gewesen, ihnen zu helfen, mit ihren Emotionen umzugehen oder sie mitzuteilen. Der Vater hatte mit extremen Wutgefühlen zu kämpfen und die Mutter vor allem mit lähmenden Ängsten. Ihr Problem mit der Affektregulation trat sowohl in der Beziehung der Eheleute zueinander als auch in ihrem Verhalten ihrem Sohn gegenüber zutage. Die Schwierigkeiten des Vaters hatten auch Auswirkungen an seinem Arbeitsplatz.

### Die Geschichte der Mutter

Die Mutter ist die jüngere zweier Töchter eines Ehepaares, das den Holocaust überlebt hat. Die Geschichte ihrer Familie ist voller tragischer Trennungen und Verluste. Ihre Mutter, die im Alter von zwei Jahren ihre Eltern verlor, beschrieb sie als «Opfer des Lebens». Sie sei stets ängstlich und pessimistisch gewesen. Ihr Vater habe sich «nicht unterkriegen lassen», jedoch habe sie sich von ihm nicht geliebt gefühlt, da er immer ihre Schwester bevorzugt habe. Sie habe sich stark mit dem Leiden und den Verlustgefühlen ihrer Mutter identifiziert.

Mit zehn Jahren entwickelte sie eine Schulphobie, die zwei Jahre anhielt. Ihre Mutter, die das Haus nicht verlassen konnte, wenn sie in der Schule war, habe sie immer wieder angerufen. Als Jugendliche habe sie gegen den Vater rebelliert und schließlich das Elternhaus Hals über Kopf verlassen, um ins Ausland zu gehen. Weit weg von zu Hause habe sie zwar kein Heimweh bekommen, jedoch Schuldgefühle wegen ihres Weggangs empfunden. Sie habe einige zwanghafte Gewohnheiten entwickelt, beispielsweise jeden Abend zwei Taschentücher für den nächsten Tag gewaschen, ohne sie jemals zu benutzen. Im Alter von 27 Jahren begegnete sie ihrem zukünftigen Mann, kurz danach wurde geheiratet. Noch vor der Heirat seien ihr die Extreme in seinem Verhalten aufgefallen, der Gegensatz zwischen seiner herzlichen und liebevollen Art auf der einen und den aggressiven und verletzenden Ausbrüchen auf der anderen Seite. In dieser Eigenart des Vaters sah sie die Hauptursache für Adams Probleme.

## Die Geschichte des Vaters

Der Vater war der jüngste von drei Brüdern. Seine Beziehung zu seinen deutlich älteren Brüdern war nicht besonders gut. Die Eltern waren vor dem Holocaust nach Israel gegangen, hatten jedoch alle ihre Verwandten verloren. Sie seien der Arbeiterklasse zuzurechnen und immer mit materiellen Bedürfnissen und Alltagsproblemen beschäftigt. Gefühle und traumatische Erlebnisse der Vergangenheit würden weitgehend verdrängt.

Als Kind fühlte sich der Vater oft einsam und vernachlässigt: «Meine Familie hatte weder Zeit noch Energie für einen kleinen Jungen. Im Inneren fühlte ich mich immer schwach, hatte das Gefühl, nirgendwo dazuzugehören, aber nach außen hin war ich der starke und coole Typ.» Seine Mutter sei tyrannisch, grenzverletzend und überkritisch gewesen, aber auch nachgiebig und unfähig, mit seiner Wut umzugehen. Noch heute sei er so wütend auf sie, dass er «sie umbringen könnte, wenn ich nicht an mich halten würde».

Sein Vater sei ein herzlicher und liebevoller Mann. Er habe den ganzen Tag über gearbeitet und nur am Abend Zeit für ihn gehabt. Er habe ihn beruhigt und sei bei ihm geblieben, wenn er nicht einschlafen konnte oder krank war, sei aber nicht in der Lage gewesen, sich zwischen seinen Sohn und seine Frau zu stellen, wenn es zwischen den beiden zu Zusammenstößen gekommen sei, und schaffe dies auch heute noch nicht. Als Jugendlicher habe er sich zunehmend von seiner Familie gelöst und nach dem Wehrdienst das Elternhaus ganz verlassen. Er habe nie mit ihnen telefoniert oder sie etwas über sein Leben und sein Fortkommen wissen lassen. Er habe sie auch nie um irgendetwas gebeten. Der Vater schilderte dies alles ohne irgendein Gefühl außer Ärger. Einige Jahre, bevor er geheiratet hatte, war er drei Jahre lang in Therapie. Die sei jedoch erst ein Anfang gewesen.

Die Eltern definierten Adams Schwierigkeiten zunächst nicht als Problem der Selbstregulation, obwohl entsprechende Anzeichen in ihren Beschreibungen und im diagnostischen Prozess deutlich zum Vorschein kamen. Beide waren unfähig, über das Thema zu sprechen, und waren sich auch ihrer eigenen Hilfsbedürftigkeit in diesem Punkt nur unzureichend bewusst. Die normalen Entwicklungsaufgaben im Umgang mit Ge- und Verboten, mit der Sublimierung von Bedürfnissen und Wünschen und mit ihrer Symbolisierung überforderten den diesbezüglich auf sich allein gestellten Jungen. Die Entwicklungsprozesse, die Adam durchlief, lösten bei seinen Eltern Angst aus, so dass sie nicht angemessen auf seine normalen Bedürfnisse eingehen konnten. Gewählt wurde die dyadische Behandlungsform auf der Grundlage der Annahme, dass durch ein emotionales Wiedererleben des Prozesses der Selbstregulation zwischen Eltern und Kind Adam und seine Eltern darin unterstützt werden könnten, diese Aufgabe besser zu bewältigen. Die Eltern nahmen das Angebot an und kooperierten aktiv dabei, ihrem Kind Hilfe zu geben und gleichzeitig selbst Hilfe anzunehmen.

## Behandlung

Vater und Adam – nach anderthalb Monaten Therapie

Adam kommt gut gelaunt herein, küsst der Therapeutin die Hand und rennt auf die Toilette. Die vorherige Sitzung mit dem Vater ist ausgefallen, weil Adam krank war.

> Vater: «Das waren jetzt drei Wochen und es hat ihm gefehlt. Er hat mich gefragt, wann gehen wir wieder zu Itiya?»
> Therapeutin: «Vielleicht hat die Therapie nicht nur Adam gefehlt, sondern auch seinem Vater.»

Adam erinnert die Therapeutin daran, dass sie das große Becken holen soll, in dem sie ein Feuer machen können. Der Vater sitzt auf einer Couch, in größerem Abstand zu Adam und der Therapeutin. Adam sitzt auf dem Boden und bereitet Papier für das Feuer vor (dieses Spiel hatte er in der Woche zuvor mit der Mutter gespielt, jedoch noch nicht mit dem Vater). Der Vater sagt, er finde es nicht gut, dass Adam Feuer machen will, und die beiden beginnen darüber zu streiten. Zuerst streichelt Adam seinen Vater, dann schlägt er ihn und der Kontakt wird aggressiver.

> Vater: «Du bist ein Schwächling.»
> Therapeutin: «Mir scheint, Sie kämpfen beide ganz gern.»
> Vater: «Aber mir macht es keinen Spaß, weil er so schwach ist, schwach wie ein Mädchen; aber er ist niedlich.»

Adam schlägt den Vater auf die Brust. Der Vater warnt ihn, vorsichtig zu sein und nicht zu hart zu schlagen, schlägt ihn selbst aber auch. Dann fordert er Adam auf, sich zu benehmen. Adam sagt erst ja, schlägt dann aber seinen Vater erneut und sagt: «Ich hab dich angelogen.» Der Vater beschwert sich gegenüber der Therapeutin, dass Adam «hässliche» Wörter benutze, obwohl er immer wieder deswegen bestraft würde.

> Therapeutin: «Adam hat zugegeben, dass er Sie angelogen hat, vielleicht fällt es ihm schwer, Dinge zu versprechen, die er noch nicht einhalten kann.»

Vater und Adam streiten sich über eine Strafmaßnahme, die sein Vater zu Haus verhängt hat.

> Adam: «Bitte, erlass mir das. Ich habe mir solche Mühe gegeben. Du wolltest, dass ich brav bin, und ich habe das extra für dich gemacht.»

Dann streiten sie sich wieder über das Feuer.

> Therapeutin: «Vielleicht ist Adam verwirrt, weil Vater nicht weiß, dass Mutter letzte Woche beim Feuermachen mitgespielt hat. Vater sagt Nein, Mutter sagt Ja, da ist es schwierig für Adam zu wissen, wie er sich verhalten soll.»

Sie hören der Therapeutin nicht zu und fangen wieder an zu kämpfen. Dabei geht es so aggressiv zu, dass sich die Therapeutin gezwungen sieht einzuschreiten: «Der Vater muss jetzt einen Punkt machen, damit sich niemand wehtut. Der große Mensch muss dem kleinen Menschen zeigen, wie man mit dem Kämpfen aufhört.» Der Vater umarmt Adam und einen Moment lang herrscht Stille.

Adam: «Wann sind wir fertig?»
Therapeutin: «Es war so schwierig für dich, was hier zwischen dir und deinem Vater passiert ist. Du willst schon gehen. Vielleicht kann dein Vater dir zeigen, dass noch nicht alles verloren ist und ihr beide noch etwas zusammen machen könnt.»

Der Vater steht von der Couch auf und schlägt vor, eine Partie Schach zu spielen. Jetzt geht ein Streit darüber los, wer anfangen darf. Beide erklären, dass sie gewinnen wollen. Zu Anfang hält sich der Vater an die Regeln und versucht, Adam nicht zu reizen. Wenn Adam gut spielt, lobt er ihn, und wenn er Fehler macht, schlägt er ihn auf den Kopf und nennt ihn einen Dummkopf und Blödmann. Adam sagt das Gleiche zu ihm. Es herrscht eine verbissene Wettkampfatmosphäre. Schließlich gewinnt Adam das Spiel.

Vater: «Ich muss mich geschlagen geben.»

Adam läuft zur Toilette. Der Vater beschwert sich gegenüber der Therapeutin über Adams ungehobeltes Verhalten. Als Adam wieder hereinkommt, flammt der Streit um die Strafe wieder auf. Der Vater sagt, Adam solle selbst entscheiden. Adam bietet an, auf den Nachtisch zu verzichten, aber nicht auf die Süßigkeiten. Der Vater meint, dass das nicht ausreiche.

Adam: «Du und Mama, ihr sprecht eine Woche lang nicht mit mir und dann spreche ich eine Woche lang nicht mit euch.»

Der Vater verweigert seine Zustimmung.

Therapeutin: «Dem kann der Vater nicht zustimmen. Das ist eine schwierige und unfaire Strafe. Wenn ein Kind die Regeln aufstellen soll, kann es zu weit gehen. Deshalb muss der Vater Regeln aufstellen, die fair und angemessen sind.»

## Mutter und Adam – nach vier Monaten Therapie

Adam kommt herein und bittet die Therapeutin, still zu bleiben, so wie sie es in der vorherigen Sitzung getan hat. Die Mutter scheint sich über dieses unhöfliche Verhalten sehr zu ärgern.

> Therapeutin: «Anscheinend willst du deine Mutter ganz für dich alleine haben. Dass die Mutter noch mit jemand anderem spricht, ist zu viel. Zu dritt ist es schwieriger als zu zweit.»
> Adam (zur Mutter): «Stimmt. Du sollst nur mit mir sprechen.»

Adam und seine Mutter stellen Dinosaurier auf einer Landkarte auf. Es ist ein Spiel, das sie bereits in der vorigen Sitzung gespielt haben.

> Adam: «Das ist ein blödes Spiel, oder, Mama? Ich sage nur Schimpfwörter zu den Dinosauriern.»

Sie stellen die Dinosaurier paarweise auf. Adam nimmt sich den größten Dinosaurier, der keinen Partner hat, und sagt: «Der hier frisst nur Gras. Er hat kleine Zähne. Dann isst er Steine und die helfen ihm, dass er das Gras verdauen kann. Seit er ein Baby war, isst er nur Gras.» Dann gibt er einige Schimpfwörter von sich.

> Adam: «Wenn ich Schimpfwörter zu dir oder zu Itiya sage, dann ist das nur ein Spiel.» Unmittelbar im Anschluss daran sagt er zu seiner Mutter: «Halt den Mund!»
> Therapeutin: «Anscheinend kommen die Schimpfwörter einfach so aus dir heraus und du kannst nichts dagegen tun. Und für deine Mutter ist es schwer, dich davon abzuhalten.»
> Adam: «Die Itiya ist 'ne blöde Kuh.»
> Mutter: «Mein Gott!»
> Adam: «Das war doch nur ein Witz.»

Während sie weiter mit den Dinosauriern spielen, erzählt Adam eine Geschichte über Tiere, die Gras fressen, und Tiere, die sich gegenseitig auffressen. Er bemüht sich, allen Tieren genug Essen zu geben. Die Mutter beginnt, sich stark in sein Spiel einzumischen.

Adam: «Mama, du bist bekloppt. Halt den Mund und verzieh dich. Ich hau dir eine runter» (mit tiefer und wütender Stimme). «War das schlimm für dich?»

Mutter (leiser): «Glaubst du, dass es schlimm für mich war?»

Therapeutin: «Du bist wütend, du sagst Schimpfwörter und deine Mutter tut nichts, um dich davon abzuhalten.»

Adam spricht weiter über die Dinosaurier und ihre Suche nach Fressen. Langsam beruhigt er sich und sagt: «Alle Tiere fressen nur Gras.»

Therapeutin: «Sagst du damit deiner Mutter, dass ihr heute nicht kämpfen müsst? Die Tiere fressen nur Gras und nicht einander. Vielleicht versuchst du ihr zu sagen, wie blöd es ist zu kämpfen.»

Die Mutter reagiert nicht. Adam lässt die Tiere wieder gegeneinander kämpfen und macht Fressgeräusche. Er stellt alle Tiere dicht vor das Gesicht der Mutter und sagt: «Ich fress dich auf.» Dann schiebt er ihr alle Tiere ins Gesicht.

Mutter: «Sachte!»

Adam: «Ich habe Hunger, mir ist langweilig!»

Adam hebt die Karte hoch und alles fällt zu Boden.

Mutter: «Was für ein Chaos!»

Adam (zur Mutter): «Bitte mach ein Becken für die Tiere, damit sie ins Wasser springen können.»

Therapeutin: «Vielleicht ist ihnen so heiß, dass sie sich abkühlen müssen, wie du selbst, und dazu brauchst du die Hilfe deiner Mutter.»

Die Mutter reagiert zuerst nicht und macht dann einen anderen Vorschlag.

Adam: «Es macht keinen Spaß mit dir zusammen.»

Therapeutin: «Ich denke, Adam geht es nicht gut, wenn er nicht tun kann, was er will, und der Mutter geht es auch nicht gut und sie schlägt etwas anderes vor, damit es ihnen beiden wieder gut geht. Aber das ist nicht das Richtige für Adam. So wie Adam jedem Tier etwas anderes zu essen gegeben hat, jedem das, was es mag, so wird die Mutter auch das Richtige für Adam finden.»

In diesen frühen Sitzungen steigt der Vater immer wieder aus seiner Rolle aus. Er wird vom Erwachsenen zum Kind, vom Starken zum Schwachen. Adam scheint sich auf diesen Rollenwechsel einzulassen und nimmt die komplementäre Position ein, so dass das Spiel weitergehen kann. Die Situation verschafft Adam ein gewisses Maß an Kontrolle und Vergnügen, aber bald wird er in der Rolle des Anführers sehr ängstlich. Der Vater unterstützt – vielleicht unabsichtlich – das aggressive Verhalten seines Sohnes und versucht alles zu unterdrücken, was in seinen Augen ein Zeichen von Schwäche darstellt. Die Therapeutin bringt die «Realität» ins Spiel, indem sie dem Vater hilft, seine Position als Erwachsener zu wahren, so dass Adam in der Position eines Kindes bleiben kann. Sie versucht, dies so zu tun, dass es für keinen von beiden eine narzisstische Kränkung bedeutet.

In der Beziehung zur Mutter wird Adam von ihr geradezu in die Rolle der aggressiven männlichen Figur gedrängt. Anstatt einem solchen Verhalten etwas entgegenzusetzen, wird es von der Mutter noch verstärkt. Anscheinend erlebt die Mutter dabei das Gleiche, was sie in der Beziehung zu ihrem Mann und ihrem Vater erlebt hat. Adam spielt die auf ihn projizierte Rolle so lange, bis er Angst bekommt und nach einem Grenzen setzenden Erwachsenen sucht. Die Therapeutin spricht aus, was sich zwischen den beiden abspielt, und hilft damit, die Situation zu strukturieren, was einen beruhigenden Einfluss auf Adam hat. Dadurch dass sie das Geschehen in Worte fasst, stärkt sie auch die Reflexionsfähigkeit der Mutter und die Symbolisationsfähigkeit des Kindes.

## Vater und Adam – nach neun Monaten Therapie

Der Vater kommt zuerst herein, Adam versteckt sich hinter seinem Rücken, wie er es schon in den letzten Sitzungen getan hat. Im Therapieraum angekommen geht er sofort auf die Toilette. Der Vater setzt sich auf ein Sofa, das eine lockere Rückenlehne hat. Er sagt zur Therapeutin: «Es bricht wieder zusammen.» Die Therapeutin glaubt, dass er sie darum bittet, zu verhindern, dass alles zusammenbricht. Adam kommt zurück und beginnt, ein Feuer in einer kleinen Schale vorzubereiten, die in einem größeren Becken steht – wie es den Regeln entspricht, die die Therapeutin aufgestellt hat.

Die Therapeutin erwähnt, dass Adam sich an die Regeln für das Feuermachen erinnert.

Adam versucht, das Feuer anzuzünden. Der Vater greift ein und ihm gelingt es sofort. Adam wird wütend und flucht.

Therapeutin: «Du bist wohl wütend, weil du wolltest, dass dein Vater dir nur sagt, wie es gemacht wird, und es nicht selber macht.»
Adam: «Ja, das stimmt. Du hast Recht.»

Er versucht das Feuer wieder anzuzünden, schafft es aber nicht, und sagt dann: «Jetzt mache ich was total Wahnsinniges.»
Der Vater reagiert nicht. Die Therapeutin zeigt Interesse und wiederholt, was Adam gesagt hat.

Adam: «Ja. Ich mache eine Riesenexplosion. So was Lautes hat man noch nie gehört.»
Therapeutin: «Dein Vater soll hören, dass du etwas total Wahnsinniges machst, etwas Riesengroßes, und vielleicht kann er dir sagen, ob du das darfst oder nicht.»

Der Vater «wacht auf». Er fragt nach, was Adam gemeint hat. Adam sagt ihm, dass er die ganze Streichholzschachtel auf einmal anzünden wolle. Der Vater sagt, dass das drinnen nicht gehe, aber vielleicht draußen, bei einem Picknick. Adam akzeptiert dies relativ schnell.

Therapeutin: «Wenn der Vater klar und deutlich sagt, was geht und was nicht, wird das von Adam anstandslos akzeptiert.»

Sie einigen sich darauf, ein Streichholz nach dem anderen anzuzünden. Dann steckt der Vater eine Kerze an. Adam pustet sie aus, woraufhin der Vater sagt: «Aber der Vater will auch spielen.»

Therapeutin: «Der Vater erinnert sich daran, wie viel Spaß es gemacht hat zu spielen, als er noch ein Kind war, und er würde es gern wieder tun, aber Adam braucht einen großen Vater, damit er selbst ein Kind sein kann.»

Jetzt fangen sie ein neues Spiel an. Sie wollen einen Faden so legen, dass er in ein Glas mit einer Kerze führt. Sie sprechen über das Feuer und darüber, was Adam wütend macht.
Adam sagt: «Ich werde wütend, wenn du nicht auf mich aufpasst.» Der Vater streicht ihm über den Kopf. Sie sitzen ruhig auf dem Teppich und der Vater weist Adam darauf hin, wie schön das geschmolzene Wachs aussieht.

Adam: «Ich mache eine Flüssigkeit, die wie Lava aussieht, und gieße sie hier drüber und dann läuft sie über das Eisen hier und alles fliegt in die Luft ... aber so was würde ich nie machen.»

Der Vater erkundigt sich nach dem Grund.

Adam: «Weil ich nicht sterben will.»
Therapeutin: «Es macht dir große Angst, wenn du niemanden hast, der auf dich aufpasst und die Explosion verhindert. Dann hast du das Gefühl, dass alles zusammenbricht. Väter sind da, um dafür zu sorgen, dass die Sachen nicht zusammenbrechen. Manchmal versuchst du, dir selbst zu helfen, wenn du Angst hast, zum Beispiel wenn du aufs Klo rennst. Aber Adam braucht seinen Vater, um ihm zu helfen nicht zu explodieren.»

Adam geht zur Toilette und sagt zur Therapeutin: «Ich merke genau, wann ich mich beherrschen muss.»

## Adam und Mutter – nach neuneinhalb Monaten Therapie

Adam versteckt sich beim Hereinkommen hinter dem Rücken seiner Mutter. Er macht einen frohen Eindruck. Er will mit dem Feuermachen anfangen und stellt fest, dass nur noch drei Kerzenstummel übrig sind. Darüber beschwert er sich bei der Therapeutin.

Therapeutin: «Du bist enttäuscht darüber, dass ich dir keine ganzen Kerzen besorgt habe, wie du es wolltest.»
Adam: «Ja, genau. Wie oft muss ich dir noch sagen, dass du viele Kerzen und Streichhölzer besorgen sollst?»

Die Mutter beginnt eifrig, andere Aktivitäten vorzuschlagen. Die Atmosphäre ist relativ angespannt und Adam wirkt frustriert. Er versucht, die Kerzen anzuzünden, was ihm aber nicht gelingt. Die Mutter sagt, wie schwer es für ihn sei, und ermutigt ihn, es erneut zu versuchen. Dann sagt sie ihm, wie er es machen soll, worauf Adam wütend wird, sich auf den Boden wirft und gegen den Stuhl tritt. Die Mutter macht einen erschrockenen Eindruck.

Therapeutin: «Deine Mutter hat sofort gemerkt, dass es schwierig für dich ist, aber sie weiß nicht genau, wie sie dir helfen kann.»

Die Mutter schlägt vor, dass Adam und sie es noch einmal zusammen versuchen können. Jetzt klappt es und sie stellen die Kerze in das Glas. Sie haben sich beruhigt.

Adam sagt, Mutter und Therapeutin sollten sich die Ohren zuhalten, weil er eine Geschichte erzählen will und sich deswegen schämt. «Halte dich bereit! Bald wirst du das ganze Universum beherrschen. Halte dich bereit für die große Reise! Ich gebe dir die Macht, es zu tun, und du musst es beherrschen.»

Therapeutin: «Du hast so laut gesprochen, dass wir dich hören konnten, aber du hast dich auch geschämt. Anscheinend ist es eine wichtige Geschichte.»

Adam bittet die Therapeutin, sie aufzuschreiben. Die Mutter lobt die Geschichte. Dann betrachten sie beide wieder die angezündeten Kerzen durch ein blaues Glas und erfreuen sich an dem schönen Anblick. Adam will noch mehr Kerzen und wird sehr wütend, als ihm einfällt, dass keine mehr da sind. Er beschimpft seine Mutter, sagt, dass er sich langweile, und läuft aus dem Raum. Er kehrt zurück mit einem Zweig, den der als «Hoffnungsast» bezeichnet. Er und seine Mutter versuchen immer wieder vergebens, ihn anzuzünden.

Therapeutin: «Es ist schwer für die Mutter zu sehen, dass ihr Kind etwas nicht schafft. Wenn es ihr schwer fällt, es zu akzeptieren, ist es auch für das Kind schwer, es zu akzeptieren.»

Die Mutter versucht sehr sanft, Adam klar zu machen, dass es möglicherweise besser ist, den Versuch mit dem Ast aufzugeben, weil er grün ist und nicht brennt, aber für Adam ist es zu spät. Er fängt an zu weinen und zu schreien.

Adam: «Ich kann es nicht. Ich kann es nicht.»

Dann wendet er sich wütend an die Therapeutin: «Besorg mir fürs nächste Mal zwei Packungen Kerzen.» Jetzt wirkt die Mutter sehr verärgert, sie redet jedoch sanft auf Adam ein und setzt sich dann ans andere Ende des Raumes, als habe sie es aufgegeben.

Therapeutin: «Dieser Ausbruch ist sehr anstrengend für die Mutter und auch für Adam, aber Adam braucht jetzt einen Erwachsenen, der ihm vielleicht Halt gibt und ihm zeigt, wann es genug ist.»

Die Mutter steht auf und spricht in bestimmtem Ton mit ihrem Sohn. Adam beruhigt sich. Am Ende der Sitzung weigert sich Adam, seine Sachen wegzuräumen, und sagt seiner Mutter: «Ich habe hier heute sehr schwer gearbeitet, deshalb kannst du jetzt alles alleine aufräumen.»

Therapeutin: «Ja, es war sehr schwer. Der Hoffnungsast hat dich enttäuscht und du warst so geknickt und hast dich so klein gefühlt, dass du ausgeflippt bist. Deine Mutter wird versuchen, dir beizubringen, wie man mit dem Setzen von Grenzen umgehen kann, und ich werde versuchen, ihr dabei zu helfen.»

## Diskussion

Die Themen, die in den dyadischen Sitzungen mit dem Vater aufgetaucht sind, ähnelten denen, die in denen mit der Mutter bearbeitet wurden, allerdings war die Atmosphäre unterschiedlich – aggressiv und konfrontativ beim Vater und ruhiger bei der Mutter.

In den Sitzungen mit dem Vater fungierte die Therapeutin als Übersetzerin und reflektierte und interpretierte das, was Adam symbolisch zum Ausdruck brachte, um dem Vater zu helfen, sich der Botschaften und Erwartungen des Kindes stärker bewusst zu werden. Adam gab sich große Mühe, seine starken und ambivalenten Affekte unter Kontrolle zu bringen. Die Wutausbrüche seines Vaters, der Wechsel zwischen verbalen Ausfällen und liebevoller Nähe verwirrten ihn. Adam hatte wichtige Fragen zu ihrer Rollenbeziehung als Vater und Sohn, die er seinem Vater stellen bzw. auf andere Weise verdeutlichen musste. Nach einigen Monaten nahmen die Machtkämpfe und körperlichen Zusammenstöße ab und es entwickelte sich ein gemeinsames Interesse am Symbolspiel. Es fiel dem Vater zwar schwer, ein beständiges, regulierendes Gegenüber zu verkörpern, aber es gab einige ermutigende Anzeichen einer erwachsenen und väterlichen Haltung.

Zu Hause kam es häufig zu aggressiven Auseinandersetzungen. Einmal sagte Adam zu seinem Vater, der ihm Gute Nacht sagen wollte: «Manchmal kommt es mir so vor, als wärst du ein Laster mit kaputten Bremsen, der einen Berg runter auf mich zurast.» Dieses Thema wurde in mehreren Einzelsitzungen mit dem Vater besprochen. Der Vater begann zu beobachten und zu verstehen, wie sehr er den Jungen verletzte und ängstigte. Bis dahin war ihm anscheinend nicht klar gewesen, dass er seinen Sohn mit seinem Verhalten kränkte und demütigte, und daher hatte er auch Adams Aggressionen und seine verletzten Gefühle nicht verstanden.

In der Therapie wurde der Vater an seine Ausbrüche seiner Mutter gegenüber erinnert und an die Unfähigkeit seines eigenen Vaters, ihm Einhalt zu gebieten. Anscheinend suchte er in seinem Sohn einen starken Vater, einen, der ihn davon abhielt, ausfallend zu werden. Er hatte große Sorge, dass Adam zu einem Opfer werden könnte, «wie eine Frau» – eine Angst aus seiner Kindheit, die er auf seinen Sohn projizierte. Der «rasende Laster» symbolisierte, wie in den Sitzungen besprochen wurde, das beängstigende Gefühl, die Beherrschung zu verlieren, gefährlich zu sein und in Gefahr zu sein, von starken Gefühlen überwältigt zu werden – ein Gefühl, das sowohl der Vater als auch Adam kannten.

Adams bedeutsamster Entwicklungsschritt bestand darin, dass er sein Größenselbst, seine Allmachtsfantasien, aufgab, um mit seinen Eltern in Kontakt zu kommen, als Subjekt mit realen äußeren Objekten. Von da an entspannte sich die Beziehung zwischen Adam und seinem Vater. Der Vater entwickelte ein besseres Gespür für die Bedürfnisse, die Adam als kleines Kind hatte, entzog seiner aggressiven Abwehr die Unterstützung und war besser in der Lage, ein «selbstregulierendes Gegenüber» für ihn darzustellen. Außerdem förderte er Adams Fähigkeit zur Wirklichkeitsüberprüfung, ohne ihn zu sehr in seinen narzisstischen Bedürfnissen zu frustrieren.

In den folgenden Sitzungen gingen Vater und Adam vor allem gemeinsamen «männlichen» Interessen nach. Adam bat den Vater, ihm eine Schlange zu kaufen, um denen Angst zu machen, die ihn bedrohten. Themen, die mit Macht, Zerstörung, aber auch mit Schutz und Kontrolle zu tun hatten, wurden auf der Handlungs- und der Gesprächsebene bearbeitet. Nach einer der dyadischen Sitzungen in dieser Phase äußerte der Vater gegenüber der Therapeutin: «Wenn meine Eltern mich wirklich verstanden hätten, hätten sie mich auch in Therapie geschickt, so viel ist mir jetzt klar.» Es gab Schmerz und Einsicht und vielleicht auch unbewussten Neid darauf, was Adam von seinem Vater bekam, diesem jedoch versagt geblieben war. In der akzeptierenden und unterstützenden Atmosphäre der Therapie konnte der Vater über die Bedeutung seiner Beziehung zu seinem Sohn reflektieren und war schließlich bereit und in der Lage, seine väterliche Rolle anzunehmen. Die Bedürfnisse des Kindes setzten für beide einen wichtigen Entwicklungsprozess in Gang. Dadurch, dass er mit seiner eigenen Bedürftigkeit in Kontakt kam, wurde der Vater in die Lage versetzt, sich für

Adam zu freuen und auch für sein eigenes «inneres Kind», das nun über Adams Behandlung eine Art verspäteter «Wiedergutmachung» erfuhr.

In den letzten Sitzungen testete Adam vor allem die Verfügbarkeit seines Vaters; er hörte ihm zu und hörte auf ihn, anstatt ihn zu bedrängen. Sie lernten beide, in Anwesenheit des anderen allein zu sein und sich dabei gut und sicher zu fühlen.

In der Mutter-Kind-Dyade bietet die Mutter das Bild einer Frau, die versucht, stets alles für ihren Sohn zu tun und all seine Bedürfnisse unverzüglich zu befriedigen. Die Mutter nutzte die dyadischen Sitzungen, um neue Wege zu finden, mit ihrem Sohn zu kommunizieren und mit ihm auf eine Weise umzugehen, die seiner Entwicklung förderlich war, manchmal sogar auf einer prozeduralen Ebene.

In den ersten Sitzungen gingen Mutter und Sohn relativ ruhig und bedächtig miteinander um. Später dann ging es zunehmend temperatmentvoller zu. Rückblickend betrachtet setzte diese Veränderung ein als Reaktion auf die Verbesserung der Beziehung zwischen Adam und seinem Vater. Der Mutter fiel es schwer, die besondere Beziehung zwischen ihr und ihrem Sohn, die den Vater als den «Bösewicht» ausschloss und für sie auch einen Ausgleich für die unbefriedigende Paarbeziehung darstellte, aufzugeben. Sie benötigte viel Unterstützung dabei, ihre Blockaden hinsichtlich Selbstausdruck, Spontaneität und Durchsetzungsvermögen in ihrer Rolle als Mutter und in ihrer Beziehung zu ihrem Sohn zu lösen.

Adam wurde zunehmend aggressiver seiner Mutter gegenüber, die sein verletzendes Verhalten lange hinnahm, bevor sie reagierte. Sie bemühte sich, ihn «narzisstisch zu versorgen» und seinen Ärger zu kontrollieren, ermüdete jedoch schnell dabei und zog sich dann zurück und überließ ihn sich selbst. Wenn ihre regressive Nähe nicht mehr befriedigend war, fühlten sie sich beide «im Stich gelassen». Wenn Adam sagte: «Mir ist langweilig», verstand die Mutter dies als Ausdruck innerer Leere und Selbstentwertung. Sie führte dies auf ihr eigenes Versagen zurück und versuchte verzweifelt, ihre vermeintlichen Fehler wieder gutzumachen. Sie ertrug seine Aggressivität bzw. seine Angst nicht. Ihre Bemühungen, mäßigend auf ihn einzuwirken, waren nicht klar genug und der Stärke seiner Affekte nicht angemessen. Adams Gefühle der Leere und Langeweile waren für die Mutter so bedrohlich, dass sie sofort versuchte, etwas dagegen zu «tun». Die Art und Weise, wie sie dabei vorging, half Adam nicht dabei, seine eigenen Gefühle zu erkennen und zu verstehen oder sie in den Griff zu bekommen. Dadurch dass die Mutter eine sinnvolle Unterstützung im Ansatz der Therapeutin und in ihren «entwicklungsbezogenen psychoedukativen» Beiträgen fand, gelang es ihr, ihren Selbstausdruck nicht mehr so sehr zu blockieren und ihre Bemühungen, Adams Ängste zu kontrollieren, zu erneuern, wobei allerdings ihre unklaren Botschaften – Nähe über gemeinsames «Tun» anstatt über ein Einfühlen in Bedürfnisse – den Prozess der Differenzierung und des Selbstausdrucks bei ihrem Sohn verzögerten. Im weiteren Verlauf der Behandlung erlaubte sich Adam, sie anzuschreien: «Lass mich allein, lass mich in Ruhe!» Bei der kleinsten Frustration brüllte er: «Das ist alles deine Schuld!». Beide kämpften darum, von ihrer ungesunden Art des Umgangs miteinander loszukommen.

In den Sitzungen, die die Therapeutin mit beiden Elternteilen hatte, begann die Mutter, ihren Ärger zum Ausdruck zu bringen und zu zeigen, wie ermüdend sie es fand, für Adam ein omnipotentes Objekt zu sein. Ihre Funktion als Selbstobjekt für ihre eigene Mutter wurde thematisiert und besser verstanden. Mit Unterstützung der Therapeutin erkannte sie, dass sie ihren Sohn nicht gleich verlieren oder sich selbst überlassen würde, wenn sie ihm mehr Autonomie zugestand.

In den letzten Sitzungen vor Ende der Behandlung brauchte Adam nicht mehr zur Toilette zu gehen oder «Mir ist langweilig» zu schreien, sondern konnte seinen Eltern sagen: «Irgendetwas passiert in mir. Ich weiß nicht, was es ist, und ich weiß nicht, was ich dagegen tun kann.» Er war sich seines Mangels an Selbstregulation bewusst und verbalisierte ihn und kommunizierte mit seinen Eltern darüber. Die Fähigkeit, über innere Vorgänge zu reflektieren, sie zu verbalisieren und sich mit anderen darüber auszutauschen, stellte eine große Errungenschaft für alle Familienmitglieder dar. Dass Adam sich an seine Eltern wandte, wenn er starke Gefühle in sich spürte, zeigte, dass Eltern und Kind nun ihre angemessenen Rollen eingenommen hatten.

## Die heutige Situation der Familie

Adam hat sich gut in der Schule eingewöhnt. Er ist ein ausgezeichneter Schüler und hat gute Beziehungen zu Gleichaltrigen. Die Beziehung der Eltern zueinander hat sich deutlich verbessert, wenngleich dies nicht ausdrücklich das Ziel der Behandlung war. Heute nimmt die Mutter den Vater als unterstützend wahr, und der Vater kann die Kritik seiner Frau an seinem Verhalten Adam gegenüber akzeptieren. Sie können einander besser unterstützen und finden in ihrer Beziehung mehr Befriedigung, so dass sie ihre Bedürfnisse nicht mehr auf ihr Kind projizieren müssen. Die Mutter ist nun mit dem zweiten Kind schwanger. Sie fühlen sich sicherer und stärker, sowohl als Paar als auch als Eltern. In der Familie herrscht eine klarere Differenzierung von Rollen und Aufgaben und gleichzeitig größere Einigkeit.

# Kapitel 10

# Eine kurze dynamische Behandlung

## Therapeutin: Y. Ronen

Der achtjährige Berry nahm an einer dyadischen Behandlung teil, die sich über einen Zeitraum von neun Monaten erstreckte. Er hatte 16 Sitzungen mit seiner Mutter und 15 Sitzungen mit seinem Vater. Zusätzlich hatten beide Elternteile getrennte Einzelsitzungen mit derselben Therapeutin (die Mutter sieben, der Vater fünf), eine Konstruktion, die beide Eltern bevorzugten und die den therapeutischen Bedürfnissen des Kindes gerecht wurde.

Berry wurde von seinen Eltern auf eigene Initiative zur Therapie angemeldet. Die Eltern – vor allem die Mutter – machten sich Sorgen darüber, dass Berry häufig über Magenschmerzen klagte, ehe er den Schulweg antrat, und in allen Alltagsbereichen auch bei den einfachsten Tätigkeiten – zum Beispiel beim Anziehen – auf ihre Hilfe angewiesen war. In der kurzen Diagnostikphase erfuhr die Therapeutin, dass es neben der extremen Abhängigkeit und dem Mangel an Initiative auf Seiten Berrys auch endlose Streitereien gab, und zwar fast ausschließlich mit der Mutter, die ihn mit ihrem Verhalten dazu brachte, ihr stets Recht zu geben und gleichzeitig gegen sie zu opponieren. Sehr auffällig fand die Therapeutin in den Sitzungen die unbeholfenen Bewegungen des Jungen und seine schwer verständliche Sprache (die auch von seinen Eltern nicht verstanden wurde). Eine kürzlich durchgeführte medizinische Untersuchung hatte ergeben, dass der Junge körperlich völlig gesund war. Die Mutter war ungewöhnlich stark betroffen durch die undefinierten «Probleme» ihres Kindes. Sie führte sie auf ihre eigene Unzulänglichkeit zurück und wollte sich helfen lassen. Beim Vater handelte es sich um einen ruhigen und relativ zurückgezogenen Mann. Berrys sechsjährige Schwester wurde als ein viel einfacher zu erziehendes Kind beschrieben. In der Schule lernte Berry nur langsam und verhielt sich seinen Mitschülern gegenüber sehr passiv.

# Diagnostikphase

In den ersten beiden Monaten der Behandlung wurde in beiden Dyaden ein sich wiederholendes Interaktionsmuster beobachtet. Bei der Mutter bestand dieses vor allem aus Gesprächen, die sich zu einem Streit entwickelten. Beim Zusammensein mit dem Vater kam es oft zu körperlicher Betätigung, wie beispielsweise Ballspielen.

## Mutter

Die Mutter zeigte eine starke Neigung, an Berry herumzumäkeln und alles zu kritisieren, was er sagte, empfand oder tat. Sie drängte ihn in eine unterwürfige Rolle, in der er genau das denken und tun musste, was sie von ihm erwartete, aber wenn er sich ihre Sichtweise zu eigen machte, passte ihr das auch nicht und forderte ihren Widerspruch heraus. Berry versuchte verzweifelt, es seiner Mutter recht zu machen und ging gleichzeitig relativ aggressiv gegen sie an. Der Eindruck, den die Mutter vermittelte – ihre Tendenz, das streitbare Verhalten ihres Sohnes herauszufordern und zu unterstützen mit dem impliziten Ziel, es zu kontrollieren – bestätigte sich in den Einzelsitzungen mit der Therapeutin.

Die Mutter war in ihrer Herkunftsfamilie die älteste Tochter gewesen. Nach eigener Einschätzung waren ihre Eltern sehr enttäuscht von ihr gewesen und hatten ihre Ansichten und ihr Verhalten immer scharf kritisiert. Sie erinnerte sich noch lebhaft an ihre quälende Hilflosigkeit und bekundete, dass sie alles tun musste, «um Berry diese Qualen zu ersparen». Sie litt, wenn sie sah, wie schwer es ihm fiel, Entscheidungen zu treffen. Sie betrachtete ihre ständigen Auseinandersetzungen als eine Form, «ihm eine Mutter zu sein» und ihm zu helfen, so zu werden, «wie er sein sollte». In den Einzelsitzungen mit der Mutter versuchte die Therapeutin, sie – mit Hilfe eines psychoedukativen Vorgehens – darin zu unterstützen, neu für sich herauszufinden, welche Rolle ihr als Mutter und welche Rolle ihrem Sohn in ihrer Beziehung zukam. Auch die auseinander gehenden Bedürfnisse und Wünsche, sowohl in der Gegenwart als auch in der Vergangenheit, wurden thematisiert. In dem Sicherheit bietenden Rahmen der Therapie gelang es der Mutter bald, sich mit ihrer Angst vor den Aggressionen des Jungen auseinander zu setzen sowie mit ihrer eigenen – durch seine Hilflosigkeit hervorgerufenen – Wut.

## Vater

Der Vater, ein warmherziger, etwas einfacher Mensch, der sehr von der Mutter abhängig war, betätigte sich als Fußballtrainer, was ihm sehr viel Spaß machte. Er gab nur wenig über seine Vergangenheit und das derzeitige Familienleben preis. In den Einzelsitzungen wurde er darin unterstützt, sich mit der Rolle von Eltern auseinander zu setzen, wobei seine Trainertätigkeit mit ihren Zielen und Aufgaben zum Vergleich herangezogen wurde. In den Vater-Kind-Sitzungen war das Geschehen von Anfang an zweigeteilt. Der Junge musste zunächst relativ hart arbeiten, um die Aufmerksamkeit seines zurückgezogenen Vaters auf sich zu ziehen, aber wenn es ihm gelang, was meistens der Fall war, verbrachten sie den zweiten Teil der Sitzungen mit Ballspielen, an denen sie beide Spaß hatten.

## Behandlung

Die Hauptthemen, die Berry beiden Eltern, aber vor allem der Mutter gegenüber aufs Tapet brachte, waren: Wie können wir zusammen sein und doch unterschiedlich bleiben? Und: Ich will anders sein, aber ich habe Angst, denn anders sein heißt allein sein. Diese Themen wurden mit Hilfe der Therapeutin klarer herausgeschält, die durch Verbalisieren und Spiegeln als Übersetzerin der Bedürfnisse, Gefühle und Ängste des Jungen fungierte.

Nach drei Monaten gab es eine spürbare Veränderung in den Interaktionen zwischen Berry und beiden Eltern. Ein Auszug aus der neunten dyadischen Sitzung mit der Mutter verdeutlicht dies.

Mutter: «Berry, du wolltest der Therapeutin doch etwas sagen.»
Berry: «Oh. Ja, ich habe zwei Fische.»
Therapeutin: «Sind das die Fische, von denen du das letzte Mal gesprochen hast? Die Fische, die du vorhattest zu kaufen?»
Berry: «Ich hatte es nicht vor. Ich habe gesagt, ich kaufe die jetzt, und fertig.» (Der Junge scheint sehr mit sich zufrieden zu sein. Er lächelt und wirkt ziemlich selbstbewusst.)
Mutter (in herablassendem Ton): «Das ist das Problem mit Berry. Er kann nicht irgendwelche Pläne oder Wünsche haben. Er muss alles sofort in die Tat umsetzen.»
Berry (versucht die Aufmerksamkeit der Therapeutin auf sich zu ziehen): «Wissen Sie, einer von den Fischen hat zwei kleine Fische gekriegt, aber einer von denen ist verschwunden.»

Therapeutin: «Verschwunden?»

Mutter (macht ein ärgerliches Gesicht): «Ja, aber die sind so klein. Vielleicht sind sie rausgesprungen oder verschluckt worden.»

Therapeutin: «Anscheinend ist Berry ganz angetan von den Fischen, aber es ist nicht ganz klar, was seine Mutter von der Sache hält.»

Mutter: «Nein, ich bin auch angetan. Ein Aquarium ist eine prima Sache. Das Problem ist, dass Berry [in klagendem Tonfall] immer alles sofort haben will. Zum Beispiel: Wir haben das Aquarium gekauft und dann ist uns klar geworden, dass wir auch eine Luftpumpe brauchen. Berry hat seinen Vater dazu gebracht, sofort loszuziehen und eine zu kaufen. Als sie zurückkamen, stellten sie fest, dass die gar nicht passte. Das Geld ist also zum Fenster herausgeworfen. Und was jetzt?»

Berry: «Wir kaufen eine neue.»

Berry und seine Mutter verwickelten sich in einen langen Streit, in dessen Verlauf beide immer ärgerlicher aufeinander wurden. Sie schienen sich nicht einigen zu können. Die Rolle der Mutter bestand darin, Berrys Wünsche zurückzuweisen. Es entstand der Eindruck, dass die Mutter geradezu zwanghaft kritisch war – sowohl sich selbst als auch ihrem Kind gegenüber.

Berry schien seiner Mutter sagen zu wollen: «Ich habe das Bedürfnis, dass du mich so akzeptierst, wie ich bin, und dass du in mir jemanden siehst, den du akzeptieren kannst.» An diesem Punkt gab es ihm Sicherheit, mit der Mutter zu streiten, während sie ihn kritisierte. Anscheinend lag in der Art, wie er mit der Mutter stritt, bereits ein anderes Gefühl. Er provozierte nicht einfach das beiden gut vertraute Spiel aus Argument und Gegenargument, sondern verlieh seinen Wünschen auf eine selbstbewusstere Weise Ausdruck und bestand beharrlich auf dem, was ihm wichtig war, beispielsweise sein Aquarium.

In ihrer nächsten Einzelsitzung zählte die Mutter der Therapeutin eine Reihe von Eigenschaften ihres Sohnes auf, die zeigten, dass er «genau wie sie war und deshalb viel im Leben durchmachen» würde. Auf die Frage, ob es auch Unterschiede zwischen Mutter und Sohn gebe, nannte sie zunächst einige Punkte, unterbrach sich aber dann und sagte: «Nein, eigentlich gibt es überhaupt keine Unterschiede zwischen uns.»

Zwei Sitzungen später erzählte Berry seiner Mutter von «wüsten» Spielen (Ballspiele, Pfeilwerfen), die er mit seinem Vater gespielt hatte, nachdem er im Therapieraum einige sichtbare «Folgeerscheinungen» dieser Spiele vorgefunden hatte. Er erzählte ihr, dass sie die an den Pflanzen im Therapieraum entstandenen Schäden – die vielen abgefallenen Blätter – als «plötzlichen Herbsteinbruch im Therapiezimmer» bezeichnet hatten. Zunächst schien die Mutter etwas eingeschüchtert und fast schockiert darüber zu sein, dass Berry so wilde Spiele spielte, aber kurz danach begannen Berry und seine Mutter mit einem Ballspiel, bei dem es auch bald ziemlich stürmisch zuging. Sie waren intensiv mit dem Spiel und miteinander beschäftigt, als Berry auf einmal rief: «Was glaubst du, wer ich bin?» Die Mutter sah ihn an und sagte: «Du bist jemand, der sehr stark ist und vor dem man vielleicht sogar Angst haben muss.»

In der nächsten Sitzung nahmen Mutter und Sohn fast sofort wieder ihr wildes Ballspiel auf, das sie gleichzeitig ernsthaft und spielerisch betrieben. In der darauf folgenden Sitzung erzählte Berry der Mutter, dass er in der Schule «Wasserbomben» hergestellt hatte, woraufhin die Mutter begeistert darüber sprach, was für gemeine Sachen man damit anstellen konnte. In diesem Moment wechselte Berry das Thema, als ob er sagen wollte, dass die Sache mit den Bomben «auf seinem Mist gewachsen» war und es zu weit ging, wenn die Mutter sie für ihre eigenen Zwecke in Beschlag nahm.

Diese Sitzungen stellten einen Wendepunkt in der Beziehung zwischen Berry und seiner Mutter dar.

In derselben Zeit fiel es Berry in den dyadischen Sitzungen mit dem Vater leichter als vorher, mit diesem in Kontakt zu treten, und die beiden verbrachten die meiste Zeit damit, Ball zu spielen und über die Spiele der vom Vater trainierten Mannschaften zu sprechen. Berry nahm sich sogar heraus, Entscheidungen, die der Vater als Trainer getroffen hatte, zu kritisieren. Die Atmosphäre war entspannt, dem Vater schienen Berrys Ideen zu gefallen und er diskutierte mit ihm wie «von Mann zu Mann». Die Haltung des Vaters – seine Achtung vor der Meinung des Jungen und der für beide erfreuliche Umgang miteinander – trug entscheidend zu Berrys Entwicklungsfortschritten bei. Die wiederholte Erfahrung, dass sein Vater, wenn er ihm einige Stichworte gab und geduldig abwartete, regelmäßig reagierte, verlieh dem Jungen die Sicherheit, wichtig zu sein, ein «Jemand», und löste viele positive Gefühle aus. Der Spaß, den sie miteinander hatten, und die Achtung, die sie einander bezeugten, wurden durch die Therapeutin in Worte gekleidet.

Hervorzuheben ist, dass Berry, der als unbeholfen beschrieben wurde und sich im Zusammensein mit seiner Mutter auch so zeigte, den Leistungserwartungen seines Vaters beim Ballspielen durchaus gerecht wurde. Seine Körperhaltung und Bewegungen hatten bald ein altersentsprechendes Niveau. Vermutlich benötigte er die Beachtung und Anerkennung seines Vaters, um sich als jemand zu erleben, der dazu in der Lage war.

In den parallelen Sitzungen mit der Mutter schienen Mutter und Sohn ganz damit beschäftigt zu sein, sich in ihren Rollen neu kennen zu lernen.

Zuzeiten stellte sich die Mutter mit Berry auf eine Stufe und machte bei seinen wilden Spielen mit oder initiierte sie sogar. Manchmal imitierte Berry seine Mutter in ihrer Rolle und machte Pläne, plante zum Beispiel einen Sonntagsausflug der Familie ins Grüne.

Beide waren sehr zufrieden mit ihrer neuen Verbundenheit sowie auch mit den klarer abgegrenzten Rollen und lernten mit empathischer Hilfe der Therapeutin, ihre Freude sowohl an ihren Unterschieden als auch an ihren Gemeinsamkeiten zum Ausdruck zu bringen. Berry schöpfte Sicherheit aus der Anerkennung, die ihm seine Mutter entgegenbrachte, und vermittelte ihr selbstbewusst, was er von ihr brauchte. Dies führte bei ihr wiederum dazu, dass sie sich in ihrer Kompetenz als Mutter bestätigt fühlte.

In der Abfolge der therapeutischen Sitzungen wurden Themen aus den Treffen mit der Mutter in den Sitzungen mit dem Vater wieder aufgegriffen und umgekehrt. Auf diese Weise konnte Berry die – komplementären – Reaktionen seiner Eltern miteinander vergleichen und zu einer neuen Selbsteinschätzung gelangen. Es war offenkundig, dass Berrys neue Erfahrungen im Umgang mit seinem Vater ihn in die Lage versetzten, gegenüber der Mutter selbstbewusster aufzutreten. Die Freude, die der Vater an der gemeinsamen Betätigung hatte und die sich im Spiel des Kindes vermittelte, half der Mutter auch, mit ihrer starken Ambivalenz gegenüber «wilden» Spielen umzugehen. Die Anwesenheit des Vaters als «Dritter im Bunde» ermöglichte es ihr wahrscheinlich auch, selbstsicherer aufzutreten. Dazu trug auch die klare Mitteilung der Therapeutin bei, dass es sichere Schranken für aggressive und feindselige Impulse gibt.

Am Ende der Therapie hatten sich die Veränderungen in der Beziehung zwischen Mutter und Sohn klar stabilisiert. Die Mutter war sowohl mit ihrem eigenen Verhalten als Mutter als auch mit dem ihres Sohnes sehr zufrieden. Sie spürte die Veränderung deutlich und beschrieb sie als eine «neue Stimmung» zwischen ihr und dem Rest der Familie.

Die Veränderungen, die sich in Berry vollzogen hatten, spiegelten sich auch in seinen Bewegungen und seiner Art zu sprechen wider. Er war frei von den Schmerzsymptomen, unter denen er bei Therapiebeginn gelitten hatte, und seine Beziehung zur Mutter war stabil und generell positiv. In der letzten Therapiesitzung bat Berry seine Mutter, sich neben ihn zu setzen. Er gab ihr ein großes Stück Knete in die Hand und bat sie, kleine Klumpen für ihn mit den Händen anzuwärmen. Dann formte er aus den Stücken, die die Mutter ihm gab, einen glücklich aussehenden Krieger, worüber sie sich beide sehr freuten. Mit dem Einverständnis der Mutter beschloss er, den «Krieger» mit nach Hause zu nehmen.

# Kapitel 11

# Ein zweieinhalbjähriges Mädchen mit chronischer Verstopfung

## Therapeutin: T. Shacher

Die zwei Jahre und sieben Monate alte Sue wurde von einer Erzieherin der Kinderkrippe wegen «emotionaler Schwierigkeiten» zur Therapie angemeldet. Sue wurde als sehr stilles und passives Kind beschrieben, das kaum Kontakt zu anderen Kindern aufnahm. «Es fällt gar nicht auf, ob sie da ist oder nicht.» Ihre Anwesenheit wurde erst dann bemerkt, wenn die Kinder von einer Aktivität zu einer anderen übergingen – dann weinte sie und sagte immer: «Ich muss Aa ... ich muss Aa.»

## Diagnostikphase

Sue war das jüngste von vier Geschwistern, die alle unter unbehandelten psychischen Schwierigkeiten litten. Ihr Vater, ältester von drei Geschwistern, war Facharbeiter gewesen, jedoch seit einem Autounfall arbeitslos. Er war an den Rollstuhl gebunden und unfähig, das Haus zu verlassen. Die Mutter arbeitete in einer Fabrik und versorgte ihren Mann. Sie kam aus einer armen und großen Familie mit 13 Kindern. Ihre Eltern hatten sich scheiden lassen, als sie noch ein Kind war. Daraufhin war sie ins Internat gekommen. Trotz der großen familiären Schwierigkeiten sagt die Mutter, dass sie nie irgendwelche negativen Gefühle ihren Eltern gegenüber habe. Sie sei ihnen voller Liebe und Achtung zugetan und habe stets versucht, eine «gute Tochter zu sein und ihnen alles recht zu machen». Als Jugendliche hatte sie in einem Altersheim gearbeitet. Zurzeit war sie sehr erfolgreich in ihrer Arbeit und hatte stets ein Lächeln auf den Lippen: «Alles ist in bester Ordnung und unter Kontrolle.»

Die Mutter beschrieb Sue als ein sehr einfaches Baby, das nicht «ständig auf den Arm wollte». Ihre Beziehung bestand vor allem aus dem Stillen, dem Windelwechseln und dem gemeinsamen Schlafen, wobei sich Sue an ihre Mutter klammerte.

Als Sue anderthalb Jahre war, hatte der Vater seinen Unfall. Daraufhin wurde sie abgestillt. Zwei Monate später entwickelte sie eine schwere Verstopfung mit kolikartigen Leibschmerzen. Bei jedem Schmerzanfall unterbrach die Mutter, was sie gerade tat, und widmete sich ausschließlich ihrer Tochter. Sie umarmte und massierte sie und drückte und streichelte sanft ihren Bauch. Nach einer Weile sagte sie dann: «Das reicht jetzt. Jetzt machen wir ein bisschen Aa!» Dann legte sie Sues Beine übereinander und drückte so lange auf ihrem Unterleib herum, bis es zu einer Darmbewegung kam. Unterdessen weinte und schrie das Kind. Die Mutter sagt: «Das war immer wie eine Geburt, mit Wehen, Schmerzen, Blutungen und allem.» Obwohl es sich um schwere Symptome handelte, hatten sich die Eltern nicht um eine Behandlung bemüht, bis eine Erzieherin aus der Krippe die Initiative ergriff. Die Mutter-Kind-Dyade kam einmal wöchentlich zur Behandlung, die Mutter allein alle vierzehn Tage. Es war vereinbart worden, dass der Vater so bald wie möglich beteiligt werden sollte, da seine Rehabilitation jedoch erst kurz vor Ende der Therapie abgeschlossen war, kam es nicht mehr dazu.

Aus praktischen und theoretischen Gründen erschien eine dyadische Therapie als geeignetste Behandlungsform: Mutter und Tochter waren sehr miteinander verschmolzen, und es bestand aufgrund der hartnäckigen Symptome und des bestehenden Entwicklungsstillstandes eine hohe Dringlichkeit. Der Mutter schien es an Reflexions- und Symbolisationsfähigkeit zu mangeln, und anscheinend lernte sie am effektivsten durch direkte Erfahrungen.

In den folgenden Vignetten aus den ersten beiden Therapiemonaten zeigen sich die «psychosomatische Partnerschaft» zwischen Sue und ihrer Mutter und gleichzeitig die ersten Anzeichen von Sues Ausbruch aus diesem für ihr Alter so unangemessenen und entwicklungshemmenden «Einssein» mit der Mutter. Die stark eingeschränkte verbale und sonstige symbolische Interaktion zwischen Sue und ihrer Mutter war sehr auffällig. Die Therapeutin half, indem sie Überlegungen über die Gefühle und Gedanken von Mutter und Tochter anstellte, sie benannte und Unterschiede zwischen ihnen herausarbeitete. Sie schuf eine Atmosphäre, in der sich die beiden sicher fühlen konnten, sowohl auf einer konkreten Ebene (indem sie ihnen beispielsweise Schürzen gab, wenn sie malten) als auch auf einer emotionalen Ebene (durch ihre unterstützende Haltung gegenüber der Mutter), um so Mutter und Tochter zu Selbst- und Fremdreflexion zu motivieren und bei Sue Entwicklungsfortschritte in Gang zu setzen.

## Behandlung

### Erster Monat

Mutter und Sue sind im Wartezimmer. Sue liegt wie ein Baby zusammenge-rollt in Mutters Armen, in der einen Hand eine Flasche, in der anderen eine Haarlocke ihrer Mutter. Sobald sie den Therapieraum betreten, sagt die Mutter zu Sue: «Los, mach irgendwas.» Sue bleibt bei der Mutter. Sie ist sehr still und betrachtet das Spielzeug mit ausdruckslosem Blick.

> Therapeutin: «Anscheinend möchte die Mutter, dass Sue sofort anfängt zu spielen, aber vielleicht braucht Sue am Anfang noch ein bisschen ihre Nähe.»

Die Mutter berührt Sue am Rücken und sagt: «Guck mal! Da hinten auf dem Boden, da liegen ein paar schöne Spielsachen.» Sue bewegt sich langsam auf die Spielsachen zu, nimmt träge ein Telefon hoch und bringt es zur Mut-ter.

> Mutter: «Du kannst Papa anrufen!»

Sue hält das Telefon ans Ohr. Die Mutter sagt: «Nicht so, halt es hier fest. Tu die Finger hier hin und halt es so; so ist es einfacher, und du kannst dich auch dabei hinsetzen.» Nachdem sie Sues Hand in Position gebracht hat, hebt sie sie hoch und setzt sie auf einen kleinen Stuhl, den sie dann näher an den Tisch schiebt.

> Therapeutin: «Ich sehe, wie wichtig es für Sie ist, Sue zu helfen und ihr alles so leicht wie möglich zu machen, auch das, was sie eigentlich schon alleine kann.»

### Zweiter Monat

Die Mutter will, dass Sue etwas malt. Sue legt die Stifte und das Papier auf dem Fußboden bereit. Ohne irgendeine Erklärung greift die Mutter nach den Sachen und legt sie auf den Tisch. Dann nimmt sie Sue hoch und setzt sie an den Tisch. Schließlich setzt sie sich selbst hin und wartet darauf, dass Sue etwas malt. Sue sitzt verwirrt und traurig da und tut nichts.

Therapeutin: «Es sieht so aus, als ob deine Mutter dir helfen wollte, aber du wolltest auf dem Boden malen und jetzt ist dir die Lust vergangen.»
Sue (mit weinerlicher Stimme): «Flasche, Flasche.»
Mutter: «Nein, später ... im Auto.»
Therapeutin: «Du hättest sie gerne sofort, aber deine Mutter hält es für besser, wenn du sie später im Auto bekommst.»

Sue steht auf, geht zur Handtasche der Mutter und nimmt sich ihre Flasche heraus. Mit der Flasche im Mund läuft sie durch den Raum.

Mutter (in besorgtem Ton): «Du kannst nicht so rumlaufen, du fällst noch hin. Komm her, setz dich auf meinen Schoß!»

Sue geht weiter umher und hebt dabei manchmal die Flasche an, um zu trinken. Auf einmal schwankt sie etwas und die Mutter springt auf, nimmt sie in den Arm und setzt sich mit ihr auf den Armen wieder hin. Sue liegt da, in der einen Hand die Flasche, in der anderen Mutters Locke.

Therapeutin: «Du hast getan, was du wolltest, und das war schön, und jetzt ist es schön, wieder bei der Mutter auf dem Arm zu sein.»

In diesen dyadischen Sitzungen und in den Einzelsitzungen mit der Mutter wurden zwei Aspekte des mütterlichen Verhaltens deutlich: Sie hatte das starke Bedürfnis, von Sue gebraucht zu werden und sehr wichtig für sie zu sein (vielleicht weil ihre eigenen Eltern sie nicht gebraucht und wegge-schickt hatten), und sie musste die Kontrolle über sie haben. Sue erlebte die Mutter wahrscheinlich als sehr einengend. Sie hatte kaum Raum für eigene Initiativen. Sue musste sich ganz den Wünschen und Absichten der Mutter anpassen und entwickelte ein «falsches Selbst», um die Beziehung nicht zu gefährden. Ihre Abhängigkeit von der Mutter erhielt zusätzliches Gewicht durch die Abwesenheit des Vaters. Die Mutter ertrug keinerlei negative Gefühle bei ihrer Tochter, da diese eine Gefahr für ihr Selbstbild als «per-fekte Mutter» darstellten. Diese Motive waren auch in ihrer Beziehung zum Ehemann präsent. Die Therapeutin versuchte, sowohl der Mutter als auch der Tochter dazu zu verhelfen, sich eines Teils dieser Zusammenhänge be-wusst zu werden, damit sie sich selbst und einander besser kennen lernen und verstehen konnten.

Copingstrategien und Abwehrmechanismen der Mutter kommen in den folgenden Vignetten zum Ausdruck sowie auch Sues Umgang mit negativen Gefühlen. Sue bringt Ärger und Wut mittlerweile klarer zum Ausdruck, aber sie identifiziert sich auch mit den Reaktionen der Mutter auf Traurigkeit und Wut. Die Therapeutin stellt die unterschiedlichen Möglichkeiten zur Bewältigung negativer Affekte heraus.

## Nach acht Monaten Therapie

Die Mutter nimmt sich einen von drei Keksen, die auf einem Teller liegen, und beißt hinein. Sue schreit laut. Die Mutter legt den Keks zurück und sagt: «Nimm alle, iss sie alle auf.» Sue schreit weiter.

Therapeutin: «Du siehst sehr wütend aus.»
Mutter: «Ich kauf dir eine große Tüte Kekse, ganz für dich allein! Komm in meine Arme.»

Sue schreit immer noch. Die Mutter nimmt Sue in die Arme, tanzt mit ihr durch den Raum, singt ihr etwas vor, versucht sie mit lustigen Geschichten aufzumuntern und begint, als das alles nicht hilft, sie zu kitzeln. Sue lacht und die Mutter lässt sich erschöpft auf ihren Stuhl fallen. Sobald sie sitzen, schreit Sue wieder los.

Therapeutin: «Manchmal sind Kinder wütend und Erwachsene auch. Es dauert ein bisschen, bis man sich wieder beruhigt. Ich kann sehen, dass Sie alles tun würden, damit Sue wieder zufrieden ist, aber manchmal können wir und sollten wir vielleicht auch nicht auf die Gefühle anderer Einfluss nehmen.»

Die Mutter hört der Therapeutin zu, dann schlägt sie Sue vor, etwas zu kneten. Sue rutscht vom Schoß der Mutter herunter, geht zur Knete und tritt wütend mit dem Fuß darauf.

Therapeutin: «Anscheinend will Sue uns zeigen, dass sie immer noch wütend ist.»

Nach einer Weile nimmt sich Sue Bauklötze und baut einen Turm. Als sie einen weiteren Klotz auf den Turm setzt, fällt dieser um. Die Mutter lacht. Sue beginnt von neuem, aber der Turm fällt wieder um. Die Mutter lacht und sammelt die Klötze für Sue auf, die in sich zusammengesunken dasitzt und einen traurigen Eindruck macht.

Therapeutin: «Du siehst so traurig aus, du fällst in dich zusammen wie der Turm. Vielleicht glaubt deine Mutter, dass es gar nicht so traurig ist und dass du wieder einen bauen kannst?»

Sue steht auf, geht zum Regal und schaut in eine große Kiste mit verschiedenen Masken. Sie wählt eine aus und als sie sich aufrichtet, stößt sie deutlich hörbar mit dem Kopf gegen ein Regalbrett. Die Mutter lacht laut auf, Sue, mit einer Katzenmaske über dem Gesicht, lacht ebenfalls.

Die Therapeutin sagt erstaunt: «Ich dachte, du hättest dir wehgetan, aber anscheinend findet ihr beide, du und deine Mutter, das lustig! Du lachst ja mit.»

Im Bereich der negativen Affekte fand keine Kommunikation zwischen Tochter und Mutter statt, so dass Sue lernte, dass sie sich darüber mit der Mutter nicht austauschen konnte. In den Einzelsitzungen mit der Mutter wurden unterschiedliche Bedeutungen negativer Gefühle exploriert und verschiedene Formen der Bewältigung thematisiert. Da die Mutter in ihren Einzelsitzungen nie irgendwelche negativen Affekte in Bezug auf ihre früheren oder gegenwärtigen Beziehungen äußerte, stellten die dyadischen Sitzungen die einzige Möglichkeit dar, etwas über sie in Erfahrung zu bringen und sie in einem sicheren Kontext zuzulassen.

Sue nutzte die dyadischen Sitzungen dazu, mit negativen Gefühlen der Therapeutin anstatt der Mutter gegenüber zu experimentieren.

## Nach zehn Monaten Therapie

Die Mutter und die Therapeutin reden miteinander. Sue nimmt ein Spielzeuggewehr und schießt.

Therapeutin: «Kann es sein, dass du wütend auf uns bist, weil wir nicht mit dir reden?»
Sue: «Aber ich schieße nur auf dich.»
Therapeutin: «Das heißt, du willst deiner Mutter nichts tun.»
Sue geht dicht an die Therapeutin heran und flüstert ihr ins Ohr: «Ich tu Mutter zu Hause was, wenn ich kein Aa für sie mache.»

Auch Trennung und Loslösung übte sie zunächst mit der Therapeutin und erst später mit der Mutter.

## Nach elf Monaten Therapie

Sue spielt ihr ritualisiertes Versteckspiel, das sich in dieser Zeit herausgebildet hat. Mutter und Tochter verstecken sich zusammen in einem Schrank. Die Therapeutin sucht sie und äußert dabei ihre Gefühle (Ich find sie nicht – ich hoffe, sie sind nicht weggegangen, weil sie sauer auf mich sind – es ist nicht schön, so allein zu sein etc.). Schließlich kommen Sue und ihre Mutter fröhlich aus dem Schrank. Im zweiten Teil des Spiels versteckt sich die Therapeutin im Schrank und Sue und ihre Mutter suchen sie. Die Mutter sagt ähnliche Dinge wie vorher die Therapeutin, und erst nachdem sie sie gefunden haben, wagt Sue es, die Mutter zu bitten, sich zu verstecken. Die Therapeutin und Sue machen sich auf die Suche nach der Mutter, aber als sie den Schrank öffnen, stellen sie zu ihrer Überraschung fest, dass die Mutter nicht darin ist. Sie ist im Raum, und Sue läuft auf sie zu. Die Mutter läuft weg, und sie beginnen, Fangen zu spielen. Mutter und Tochter lachen.

> Therapeutin: «Es war eine Überraschung, die Mutter nicht zu finden, vielleicht hast du ein bisschen Angst bekommen. Du wolltest, dass die Mutter im Schrank auf dich wartet, aber vielleicht ist die Mutter da drin traurig geworden und deshalb rausgekommen.»

Die Mutter identifiziert sich mit der Therapeutin und lernt etwas darüber, was mütterliche Zuwendung bedeutet. Sie identifiziert sich auch mit dem «verlassenen Kind», das in ihr steckt. Die Rollen in diesem Spiel wechseln zwischen Verlassen und Verlassenwerden. Somit ist das Spiel erträglich, obwohl dabei belastende Affekte ausgelöst werden.

Die folgende Vignette zeigt, welche Fortschritt Sue in ihrer Fähigkeit gemacht hat, sich durch symbolisches Spielen auszudrücken – trotz der Schwierigkeiten, die die Mutter mit dieser Form der Kommunikation hat.

## Nach zwanzig Monaten Therapie (Sue im Alter von vier Jahren und drei Monaten)

Sue spielt mit ihrer Plüschkatze, die sie von zu Hause mitgebracht hat; sie füttert sie, geht mit ihr spazieren und dann zu einem Barbiepuppenhaus. Sie nimmt ein kleines Spielzeugfläschchen und fragt alle Gäste: «Wer möchte Orangensaft?»

> Mutter: «Ich darf doch keine Zitrussäfte trinken.»

Sue gibt ihr «Bananensaft».

## Die Abschlussphase

Die Therapie befindet sich nun, nach etwa zwei Jahren, in der Abschlussphase. Im Kindergarten ist Sue schon recht schnell besser zurechtgekommen. Nach 18 Monaten wurde sie dort zu einer dominanten Figur, einer «Anführerin». Sie hat viele Freunde. Sie spricht viel und über ein breites Spektrum an Themen. Sie ist kreativ und zufrieden. Von den Erziehern ist zu hören, dass es ihnen manchmal schwer fällt, ihr Grenzen zu setzen. Die Situation zu Hause hat sich langsamer verändert, aber in den letzten sechs Monaten der Therapie ist keine Verstopfung mehr aufgetreten. Der Vater ist nun in der Lage, sich frei zu bewegen und das Haus zu verlassen. Er ist sehr wichtig für Sue geworden, vor allem als jemand, der Kindern Grenzen setzt. Sue ist im häuslichen Umfeld sehr unabhängig. Sie kann sich gut gegen ihre Mutter durchsetzen, wobei die Auseinandersetzungen größtenteils verbaler Art sind. Sie schreit nicht, wenn die Mutter ihr etwas verwehrt. Die Mutter versucht ihr meistens entgegenzukommen und überlässt es ihrem Mann, Sue zu «diszplinieren».

## Diskussion

Fälle wie dieser finden sich häufig in der Population von Kindern, bei denen ein erhöhtes Risiko für Entwicklungsstörungen angenommen wird. Der therapeutische Prozess nahm in diesem Fall eine recht lange Zeit in Anspruch, was vor allem an den Blockaden und begrenzten emotionalen Ressourcen der Mutter, aber auch an der geringen Erfahrung der Therapeutin mit dieser speziellen Therapieform lag.

Der Fall zeigt den Lernprozess einer Mutter mit einem eingeschränkten Innenleben, einer «Macherin», die allerdings durchaus ihrem Kind sehr verbunden war. Zu Beginn erlebte sich die Mutter als völlige Einheit mit dem Kind. Erst allmählich lernte sie, zwischen sich und ihrer Tochter zu unterscheiden und sie als eigenständiges Wesen wahrzunehmen. Interessanterweise fiel es ihr leichter, Sue auf der psychischen Ebene loszulassen als auf der physischen und sie brauchte lange, bis sie den Körper ihrer Tochter nicht mehr als einen Bereich ansah, der von ihr bis in grundlegende physiologische Funktionen hinein reguliert und manipuliert werden musste. Das dyadische Setting ermöglichte es Mutter und Tochter, die beiden unterschiedlichen Bedeutungen des mütterlichen Verhaltens zu erleben: die perfekte, helfende und die einengende Mutter. Zwischen diesen beiden Aspekten wurde ein Ausgleich gefunden, der besser geeignet war, Sue mit ihren Entwicklungsbedürfnissen gerecht zu werden. In den dyadischen Sitzungen benannte und respektierte die Therapeutin Sues Gefühle und half dadurch der Mutter, sich stärker mit ihrer eigenen Innenwelt zu beschäftigen und sie zu bereichern. Dadurch wurde sie ihr verständlicher und verlor einen Teil ihrer Bedrohlichkeit, wenngleich sich diese Veränderungen in gewissen Grenzen hielten.

Im Rahmen des Arbeitsbündnisses und der positiven Übertragungsbeziehung zur Therapeutin konnte sich die Mutter mit einem Teil der hilfreichen Haltungen dem Kind gegenüber identifizieren und diese verinnerlichen. Als psychoedukative Hilfestellung wurde die Mutter darin angeleitet, Sues Verhalten genau zu beobachten und herauszufinden, was es bedeuten konnte, d. h., welche Bedürfnisse oder Absichten dahinter standen. Auf diese Weise wurde die Fähigkeit der Mutter unterstützt, ihr Verhalten gegenüber ihrer Tochter stärker zu reflektieren. Die Mutter hatte ein Gespür für die Bedürfnisse ihrer Tochter und nahm Anteil an ihren Erfahrungen, hatte jedoch Schwierigkeiten, ihnen eine Bedeutung zu verleihen, die die Tochter dazu nutzen konnte, sich ein für sich selbst und andere sinnvolles Bild von der eigenen Person und ihren Gefühlen zu machen. Sue war dank der entwicklungsförderlichen Erfahrungen in den dyadischen Sitzungen in der Lage, in ihrem spielerischen Umgang mit dem Vater und in den Interaktionen mit den Erziehern und den anderen Kindern im Kindergarten eine notwendige zusätzliche Umgebung für gemeinsames Erleben zu finden, die zu ihrem Vertrauen in die eigene Handlungsfähigkeit und zu ihrer Selbstregulationsfähigkeit beitrug.

# Kapitel 12

# «Ein Name wird gegeben»

## Therapeutin: D. Glat

Nel, ein Mädchen im Alter von vier Jahren und zehn Monaten, wurde auf dringendes Anraten ihrer Vorschullehrerin von ihren Eltern zur Therapie angemeldet. Die Lehrerin beschrieb Nel als «sehr einsames Kind, das alle Angebote der anderen Kinder zum Mitspielen ablehnte und auch zu den Lehrern einen großen Abstand einhielt». Nels Mutter falle es schwer, sich von ihrer Tochter zu trennen, «als ob sie niemand anderem zutraut, sich um ihr Kind zu kümmern». Nach Angaben der Eltern bestanden Nels Probleme vor allem in Langsamkeit, Unbeholfenheit, übertriebener Vorsicht, einge-schränkter Beweglichkeit und Mangel an Initiative. Die Eltern waren im Jahr zuvor aufgrund wirtschaftlicher Schwierigkeiten von der Stadt aufs Land in einen Kibbuz gezogen. Der Vater, Ingenieur von Beruf, hatte dort als Mechaniker und die Mutter als Altenbetreuerin Arbeit gefunden. Es gab noch ein weiteres Kind in der Familie, einen anderthalbjährigen Jungen.

## Diagnostikphase

Die diagnostische Phase bestand aus zwei Sitzungen mit den beiden Eltern, jeweils einem Treffen mit der Mutter-Kind- und der Vater-Kind-Dyade sowie einer Sitzung mit Nel allein. In der ersten Sitzung berichtete die Mut-ter, die am meisten sprach (der Vater schien sich sehr unwohl zu fühlen), gleich zu Anfang, dass bei Nel im Alter von acht Monaten eine Krebser-krankung festgestellt worden war. Bis sie zwei Jahre alt war, musste sie immer wieder ins Krankenhaus und bekam Chemotherapie. Zurzeit wurde sie alle sechs Monate untersucht, galt jedoch als nicht mehr unmittelbar gefährdet und hatte keine gesundheitlichen Probleme. Die Mutter informier-te sehr sachlich und ohne irgendwelche Emotionen, nähere Details oder persönliche Erinnerungen über dieses Thema, so als ob etwas Schreckliches passiert wäre, das jedoch nichts mit ihr selbst zu tun gehabt hätte. In der Anfangsphase der Behandlung ging die Mutter jedes Mal, wenn sie über das

Thema sprach, vor allem darauf ein, wie sehr sie darum kämpfen musste, dass ihr Kind, dessen Krankheit zunächst nicht erkannt worden war, die richtige Behandlung erhielt; nur durch ihre Beharrlichkeit sei das Kind «in letzter Minute gerettet worden». Offenbar war «die Krankheit» sehr stark mit ambivalenten Gefühlen besetzt und der Therapeutin war nicht klar, wem sie eigentlich «gehörte» – der Mutter oder der Tochter.

Mit zwei Jahren war Nel in eine Kinderkrippe gekommen und hatte sich dort gut eingewöhnt. Beide Eltern hoben hervor, dass sie sich trotz der medizinischen Behandlung gut entwickelt hatte. Sie war ein fröhliches, freundliches und neugieriges Mädchen. Für die Eltern war die Zeit vor ihrem unfreiwilligen Umzug eine glückliche gewesen, in der sie viele Freunde hatten, auf deren Unterstützung sie zählen konnten – ganz im Gegensatz zu ihrer jetzigen «harten Situation». Ansonsten erzählten sie kaum etwas von sich.

In der dyadischen Sitzung mit dem Vater (er hatte es bevorzugt, als Erstes zu einer solchen Sitzung zu kommen) und auch in der mit der Mutter spielte Nel für sich allein und blieb bei denselben Themen. Unter anderem ging es um eine Puppe in einem Auto. Auf Nachfrage der Therapeutin erklärte sie: «Die Puppe ist krank und wird vom Krankenwagen ins Krankenhaus gebracht.» Der Vater saß in einiger Entfernung und relativ unbeteiligt da, und Nel wandte sich der Therapeutin zu, die das Spiel des Mädchens kommentierte und ihr mitteilte, sie wisse, dass sie als Baby im Krankenhaus gewesen war. Nel spielte weiter mit Puppen und redete mit der Therapeutin darüber, was sie tat. Spiele, die normalerweise zu mehreren gespielt werden (wie Kartenspiele oder Domino), spielte sie lieber mit sich allein.

Die Therapeutin fragte den Vater, wie er Nel den Zweck der dyadischen Sitzung erklärt habe, worauf dieser sagte: «Nel braucht Hilfe, weil sie keine Freunde hat», und fügte hinzu: «Es ist wahrscheinlich hart für Nel und auch hart für ihre Eltern.» Daraufhin griff Nel nach einem kleinen Pony und sagte der Therapeutin: «Das Pony hat ein Pferd zum Freund in Opas Kibbuz» (ein anderer als der, in dem die Familie lebt). Sie fuhr fort: «Das Pony ist klein und kann sich nicht wehren, wenn die anderen ihm was tun, und die Leute, die eigentlich auf es aufpassen sollen, kümmern sich nicht richtig um es.» Die Therapeutin gab das, was Neil über das Kleinsein und die Unfähigkeit, mit bestimmten Situationen allein fertig zu werden, gesagt hatte, noch einmal mit eigenen Worten wieder. Neil schien Gefallen an dieser Art von Gespräch zu finden. Die Therapeutin forderte den Vater freundlich auf, sich am Spiel zu beteiligen, was er schließlich auch tat. Allerdings baute er hauptsächlich zum eigenen Vergnügen Legosteine zusammen und Nel brach das gemeinsame Spiel nach kurzer Zeit ab.

In den Sitzungen mit dem Vater zeigte Nel nicht nur eine Bereitschaft, sondern auch ein Bedürfnis danach, ihre Geschichte zu erzählen, wobei sie sich darum zu bemühen schien, dass das, was sie durch ihr Spiel ausdrückte, relativ leicht verständlich war. Der Vater versuchte, «präsent» zu sein, ließ sich jedoch nur widerwillig auf Interaktionen ein, die für das Kind wichtig waren. Zwar schien er prinzipiell dazu bereit zu sein, benötigte jedoch Hilfe, um für sich zu klären, wie er Nel das Gefühl vermitteln konnte, genügend Unterstützung und Zuwendung von Seiten ihrer Eltern zu erhalten.

In der Sitzung mit der Mutter waren Verlauf und Themen des Spiels, das Nel spielte, identisch, jedoch schien das Mädchen von der Mutter mehr Anleitung zu erwarten. Sie spielte und sprach wie ein kleineres Kind. Die Mutter fasste das Spielgeschehen nicht in Worte, beteiligte sich auch nicht, als die Therapeutin dies tat. Sie schien die Themen als gefährlich zu empfinden und versuchte – relativ krampfhaft – die Stimmung in den Geschichten zu verändern. Beispielsweise sagte sie: «Es macht viel Spaß, mit dem Auto zu fahren», als sie die Fahrt zum Krankenhaus kommentierte. Die Mutter beobachtete das Kind beim Spielen, schien jedoch nicht bereit zu sein, sich mit den Absichten und impliziten Bedeutungen des Spiels zu befassen.

Aus dem diagnostischen Interview und den Tests ging hervor, dass Nel ein sehr intelligentes Kind war und über gute verbale Fähigkeiten verfügte, derer sie sich nicht in vollem Maße bediente. Sie hatte ein unklares Körperbild und litt unter starken Gefühlen von Hilflosigkeit und Verlassensein. In Aussehen und Verhalten glich sie mehr einem dreijährigen als einem fünfjährigen Kind, wirkte klein und verletzbar. Ihre Erscheinung und ihr Sozialverhalten hatten etwas Mechanisches und Puppenhaftes – als ob sie einfach nur tat, was sie tat, aber nicht mit anderen darüber sprach oder darüber nachdachte.

In der Sitzung, in der die bisherigen Erkenntnisse mit den Eltern besprochen wurden, kam zum Vorschein, dass der Umzug für Eltern und Kind geradezu traumatisch gewesen war. Die Umstände – die Unfähigkeit des Vaters, für die materielle Sicherheit der Familie zu sorgen, und der Wechsel von einem unterstützenden Umfeld in die neue fremde Umgebung des Kibbuz – hatte das ohnehin bereits instabile Gleichgewicht zwischen den Eltern, als Versorger und Bezugspersonen, und dem Kind weiter geschwächt. Es war offenkundig, dass die schwere Krankheit des Kindes Eltern und Tochter in einen Zustand schmerzhafter und beängstigender Unsicherheit versetzt hatte. Zu beobachten war, dass Nel sich kaum anders als über körperliche Empfindungen und über das Hantieren mit Spielzeug, Gegenständen oder ihrem eigenen Körper ausdrücken konnte. Für sie war es wichtig, dass das, was um sie herum passierte, in Worte gefasst und erklärt wurde, und sie forderte es auch ein, aber ihre Eltern taten es nicht. Sie war zutiefst verunsichert und verängstigt und brachte dies durch ihre übertriebene Vorsicht und fast ständige Beschäftigung mit denselben traumatischen Erfahrungen zum Ausdruck.

Die Mutter vermittelte dem Kind das Gefühl, dass man niemandem vertrauen konnte (beispielsweise dadurch, dass es ihr so schwer fiel, Nel in der Vorschule abzugeben); gleichzeitig leugnete sie die Existenz irgendwelcher Probleme. «Ein- bis zweimal» hatte sie Nel erzählt, dass sie als Baby im Krankenhaus gewesen war, hatte ihr aber keine weiteren Erklärungen gegeben. Es war kein Thema, über das gesprochen werden konnte, und immer wenn Nel ihr durch ihr Spielen eine Frage dazu stellte, tat die Mutter so, als handele es sich um «ganz normales Kinderspiel». Zu diesem Zeitpunkt war die Mutter nicht in der Lage, die Vorstellung, ihre Tochter sei krank oder könne es wieder werden, gefühlsmäßig an sich heranzulassen. Sie musste die Krankheit – für sie die Verkörperung alles Schlechten – abspalten. Der Vater war, wie sich später noch deutlicher herausstellte, damals, als Nel erkrankte, fast wie gelähmt gewesen und die Mutter hatte allein mit der Situation fertig werden müssen.

Eltern und Kind brauchten Hilfe und suchten um Hilfe nach. Die Therapeutin schlug eine dyadische Behandlung vor. Die Mutter reagierte mit Freude und Erleichterung auf die Tatsache, dass sie aktiv daran beteiligt sein würde, ihrem Kind zu helfen. Die Therapeutin war sich recht sicher, dass die Mutter in vielen Rollen – nicht nur in der erzieherischen – am therapeutischen Prozess partizipieren würde. Es wurden wöchentliche Sitzungen mit den Dyaden – im Wechsel mit Vater und Mutter – vereinbart, darüber hinaus alle zwei Wochen ein Treffen mit der Mutter-Vater-Dyade.

## Behandlung

Nels Behandlung erstreckte sich über einen Zeitraum von 15 Monaten.

### Die Anfangsphase

In den ersten drei Monaten der Behandlung wuchsen Nel und ihre Eltern in die Rollen hinein, die ihnen in der Therapie zukamen. Die Eltern mussten lernen, sich aktiv an der therapeutischen Arbeit zu beteiligen, wobei Nel die wichtigste «Themenlieferantin» war und die Therapeutin als Übersetzerin und Erzählerin fungierte. Meistens spielte Nel für sich allein und die Eltern beobachteten sie schweigend. Wenn das Thema dem Vater «neutral» erschien, versuchte er sich einzuklinken und gab seiner Tochter aus der Entfernung heraus Anweisungen – «brachte ihr etwas bei», wie er selbst es nannte. Die Mutter schaute Nel genau bei ihrem Spiel zu, versuchte aber auch immer wieder, die Therapeutin in ein Gespräch über ihre Assoziationen zu verwickeln, wobei sie alles ausklammerte, was mit Krankheit oder Schmerz zu tun hatte.

Das Spiel des Kindes drehte sich fast ausschließlich und auf jede mögliche Weise um die Themen Gefahr, Versagen, Helfen und Hilfosigkeit. In einer Sitzung, in der der Vater ihr «beibrachte», Tischfußball zu spielen, weigerte sie sich, seinen Anweisungen zu folgen, und spielte lieber allein. Sie nahm zwei Bälle und spielte mit ihnen. Als sie von der Therapeutin gefragt wurde, was sie ihnen mit ihrem Spiel sagen wollte, nannte sie einen der Bälle einen «weggeworfenen, toten Ball», legte dann den anderen Ball daneben und sagte: «Wenn der hier dazukommt, sind beide lebendig.» Der Vater ärgerte sich und sagte: «Du hältst dich nicht an die Regeln und erfindest einfach deine eigenen.» Die Therapeutin beschrieb das Spiel des Kindes als eine Form, danach zu fragen, weswegen es Menschen und Dingen schlecht gehe und was sie dazu bringen könnte, sich gut und lebendig zu fühlen. Der Vater zog sich zurück und schlief fast ein. Daraufhin begann die Therapeutin mit Vater und Tochter ein Gespräch darüber, wie es ist, wenn man plötzlich sehr müde wird, um dem Vater zu helfen, sich seiner Abwehrreaktion auf Nells Schwierigkeiten bewusst zu werden und das Gefühl des Kindes abzumildern, allein dazustehen.

In dieser Phase wurden die drängenden Fragen des Kindes in Bezug auf seine Krankheit hauptsächlich in den Sitzungen mit der Mutter bearbeitet. In den dyadischen Sitzungen und in den Sitzungen mit den beiden Eltern zeigte sich, dass das kranke Kind bzw. die Krankheit für die Mutter einen abgewerteten, «schlechten» Teil ihrer selbst darstellte. Die in einem Kibbuz (einem anderen als der, in dem die Familie nun lebte) geborene Mutter, die das einzige Kind relativ alter Eltern war und sich nun beruflich um alte Menschen kümmerte, fühlte sich in ihrer Altersgruppe abgelehnt und sehr allein. Als Kind war sie wegen ihrer «Bosheit» psychotherapeutisch behandelt worden (im Alter zwischen acht und zehn). Erst nachdem sie als junge Frau den Kibbuz verlassen hatte, «fand» sie sich selbst. Ihr Mann hatte ihr viel zugemutet und sie mit dem todkranken Kind praktisch allein gelassen. Das Gefühl, dass sie viel im Leben zu leiden hatte, ließ sie lange nicht mehr los. Nel projizierte ihre eigene Bosheit und die der Mutter bald auf die Therapeutin und nannte sie «Hexe».

In den Sitzungen mit der Mutter wiederholte Nel viele Szenen, die sie schon in den Sitzungen mit dem Vater durchgespielt hatte und in denen es um die Themen körperliche Schmerzen, belastende medizinische Behandlungen (z. B. Spritzen) und Gefühle der Verzweiflung und der Einsamkeit ging. Dabei fiel auf, dass Nel ihre Wünsche und Bedürfnisse in einer unpersönlichen sprachlichen Form ausdrückte, zum Beispiel sagte «Dieser Puppe fehlt ...» anstatt «Ich brauche ...». Die Therapeutin lenkte die Aufmerksamkeit der Mutter darauf, dass Nel nicht direkt um etwas bat, sondern feststellte, was nötig war. Das Bitten um Hilfe und die Erwartung, Hilfe zu erhalten, wurden in den Sitzungen thematisiert und die Mutter begann, sich damit auseinander zu setzen und herauszufinden, wie sie ihr Kind besser verstehen konnte.

Gegen Ende dieser Phase forderte Nel die «Hexentherapeutin» auf, mit ihr das Spiel von der «Puppe, die ins Krankenhaus gebracht wird» zu spielen. Die Mutter begann erst mitzuspielen, nachdem sie direkt von ihrer Tochter darum gebeten und aktiv von der Therapeutin unterstützt wurde. Nell gab der Puppe und der Therapeutin eine Spritze und hantierte auf eine Weise an der Puppe, bei der es sich um eine Aktualisierung ihrer Erinnerung an die zahlreichen medizinischen Behandlungen, denen sie sich unterziehen musste, zu handeln schien. Das Setting der Sitzungen, die aktive Beteiligung der Therapeutin und die Anwesenheit der Eltern ermöglichten es Nel, sich sicherer zu fühlen und sich gleichzeitig genügend von der Mutter abzugrenzen, um an dem für sie wichtigsten Thema arbeiten zu können. Beide Eltern reagierten mit affektiver Verleugnung auf das, was in ihrer Tochter vorging, und verteidigten sich damit, die in ihrem Spiel vorkommenden Symbolisierungen «nicht zu verstehen».

## Die mittlere Phase

In den folgenden acht Monaten arbeitete Nel aktiv daran, sich das, was ihr passiert war, wieder ins Gedächtnis zu rufen und ihre «Bosheit» auszuagieren. Die Mutter, die nun bereit war, sich an der Verbalisierung der Erfahrungen ihrer Tochter zu beteiligen, brauchte Unterstützung, um das, was in ihrer Tochter vorging, zu spüren und zu reflektieren – eine Fähigkeit, die zuvor blockiert war. Nel entwickelte sich zu einem frechen, zornigen und kämpferischen Mädchen, sie benutzte «schmutzige Wörter» und zerstörte zu Hause und im Therapieraum zahlreiche Gegenstände.

In fast jeder Sitzung mit der Mutter gab Nel den Puppen Spritzen und unterzog sie anderen medizinischen Prozeduren. Dabei sprach die Mutter, animiert durch die Therapeutin, immer wieder mit ihr über die notwendigen Nachuntersuchungen, die gerade durchgeführt wurden, und die zurückliegenden Krankenhausaufenthalte. Nel hörte der Mutter sehr aufmerksam zu. In einer Sitzung fragte sie plötzlich: «Warum bin ich krank geworden, Mama?» Als die Mutter sagte: «Ich weiß es nicht», begann sie wütend zu schreien. Die Therapeutin versuchte, der Mutter einen Teil ihrer Angst zu nehmen, und unterstützte sie dabei, mit einfachen, klaren Worten zu erklären, warum jemand krank wird, wie der Körper sich gegen die Krankheit wehrt, welche Hilfen man braucht etc. – ernste, für ein fünfjähriges Mädchen angemessene Antworten. Für das Kind bedeutete es offensichtlich eine große Erleichterung zu erfahren, dass ihre Mutter wusste, was mit ihr und ihrem Körper geschah.

Nel nahm die verschiedenen Behandlungen – Injektionen, Bestrahlungen etc. – oft an ihren Puppen und am Arm der Therapeutin vor. In einer Sitzung spielte sie die Durchführung einer Computertomographie nach (eine Erinnerung aus der Zeit, als sie zweieinhalb Jahre alt gewesen war), und ihre Mutter erklärte ihr den Zweck dieser Untersuchung. Nel hatte einige Narben an den Beinen und eine auf der Brust. Das Kind erfuhr etwas über die «Beschädigungen» und «Reparaturen», die ihrem Körper widerfahren waren. Die emotionale Verfügbarkeit der Mutter gab ihr genügend Sicherheit, um ihre Fragen im Spiel zu verdeutlichen, und die Mutter konnte darauf eingehen. Die Unterstützung der Therapeutin, die formulierte, übersetzte und Brücken baute, wurde benötigt, um den Empfindungen, Gefühlen und Erinnerungen des Kindes und den Bemühungen der Mutter, mit ihrem eigenen Schmerz umzugehen, um für ihre Tochter verfügbar zu sein, Ausdruck zu verleihen.

In einer Sitzung benutzte Nel – nach Angaben der erstaunten Mutter zum ersten Mal – das Wort «Krebs», ein Wort, das man ihr gegenüber direkt nie erwähnt hatte. Es war, als wollte sie sagen: «Jetzt kann ich diesen schrecklichen Gefühlen einen Namen geben.» In den «ernsten» Gesprächen, die die beiden nun miteinander führten und die oft zu Hause fortgesetzt wurden, erzählte Nel ihrer Mutter sogar von jemandem, der an Krebs gestorben war. In einer anderen Sitzung fragte Nel die Therapeutin, ob sie schon einmal gesehen habe, dass «ein Hund einem anderen Hund auf den Rücken steigt». Die Therapeutin erklärte, was es damit auf sich hatte. Nel holte ein bebildertes Buch mit dem Titel *Es ist kein Geheimnis* aus dem Regal und bat die Mutter, ihr daraus vorzulesen. Nur kurz haderte die Mutter mit sich, dann las sie ihrer Tochter aus dem Buch vor.

Nel fühlte sich nun sicherer hinsichtlich ihres eigenen Körpers und brachte eine natürliche Neugier in Bezug auf den Körper ihrer Mutter, das

Verhältnis ihrer Eltern zueinander, ihren kleinen Bruder etc. zum Ausdruck. Wie die Mutter berichtete, gab es mittlerweile eine Veränderung in Nels Verhalten anderen Kindern gegenüber, und sie beteiligte sich viel stärker am Geschehen zu Hause und im Kindergarten. Gleichzeitig legte sie sowohl im Sprechzimmer als auch zu Hause ein sehr provokatives Verhalten an den Tag, als ob sie verschiedene Möglichkeiten ausprobierte, Ärger und Widerstand zum Ausdruck zu bringen, und herausfinden wollte, wie ihre Eltern darauf reagieren würden. Sie musste gemeinsam mit ihnen herausfinden, was es bedeutet, Grenzen gesetzt zu bekommen und bestraft zu werden.

In den dyadischen Sitzungen mit den Eltern wurden diese dahin gebracht zu verstehen, welche Bedürfnisse hinter Nels provokantem Selbstbehauptungsverhalten, ihren Autonomietests und ihrer Wut darüber standen, was mit ihrem Körper geschehen war. Die Eltern brachten Fotos mit in die Sitzungen, die Nel an ihrem zweiten Geburtstag im Krankenhaus im Kreis der behandelnden Ärzte und Schwestern und Pfleger zeigten, um damit symbolisch das Bild des Mädchens «komplett zu machen».

In den Sitzungen mit dem Vater begann Nel, Wettspiele mit ihm zu spielen, nachdem sie sich bei der Therapeutin danach erkundigt hatte, was es bedeutet, *gegen* jemanden zu spielen. Der Vater war über Nels «Lebendigkeit» sehr erfreut und reagierte recht angemessen auf ihre berechtigten und unberechtigten Forderungen. Während er sich von dem «todkranken Kind» zurückgezogen hatte, wirkte ihre neue «kämpferische Haltung» sehr ermutigend auf ihn. Dies zeigte sich auch in seinem Umgang mit anderen Problemen und in seiner Beziehung zu seiner Frau. Wie er sagte, hatte Nel ihm neue Hoffnung eingeflößt. Der Vater schätzte ihren Willen, alles allein zu schaffen, auch wenn es mit Schwierigkeiten verbunden war. So kletterte sie trotz ihrer Angst eine hohe Turnleiter hinauf und wollte nicht, dass man ihr herunterhalf. Der Vater dirigierte ihren Abstieg, indem er ihr sagte, wo sie ihre Füße hinsetzen sollte, und beide waren danach stolz und zufrieden.

Zwar war es für die Mutter schwieriger, Nels Opposition und ihre allmähliche Loslösung zu akzeptieren, jedoch war sie sich ihrer eigenen widersprüchlichen Bedürfnisse sowie derer des Kindes stärker bewusst und war in der Lage, darüber zu reflektieren. Sie versuchte auf jede mögliche Weise, Nel dabei zu unterstützen, das in der Vergangenheit Geschehene zu verarbeiten. Dazu reichte es nicht aus, nur über die Ereignisse zu reden, sie mussten auch im Kontext der Beziehung zu den Eltern noch einmal durchlebt werden. Es bedurfte einer beträchtlichen Anstrengung von Seiten der Mutter, eine neue Beziehung zu ihrer Tochter aufzubauen, nachdem diese das Rollenverhältnis zwischen den beiden drastisch verändert hatte. Nel brauchte eine akzeptierende Mutter, die einem kranken Kind Hilfe und Halt gewährte, aber keine Angst vor ihrer «Bosheit» hatte und keine Strafe erwartete. Die Mutter fand Unterstützung im Vater, in ihrer Identifikation mit der helfenden, aber nicht omnipotenten Haltung der Therapeutin und vor allem in der Bestätigung, die sie durch das Kind und die Therapeutin in ihrer einzigartigen Rolle als «genügend gute Mutter» *(good enough mother)* erfuhr.

## Die Abschlussphase

Nach fast einjähriger Behandlung wurden die letzten fünf Monate vor allem darauf verwendet, gemeinsam Bücher zu lesen. Nel suchte sich aus der kleinen Büchersammlung des Sprechzimmers ein Buch aus und forderte ihre Eltern auf (eine beachtliche Neuerung für sie), ihr in mehreren aufeinander folgenden Sitzungen fortlaufend aus einem Buch vorzulesen. Sie wählte ein Buch über eine Hexe, die auf einen Jungen aufpasste, und über ein Mädchen, das nachts Angst hatte und weinte. Nel saß dabei meistens neben dem vorlesenden Elternteil und setzte das Geschehen aus der Geschichte in Bewegungen und dargestellte Emotionen um.

Es handelte sich um eine Art Aktualisierung der Themen und die Integration der Worte der Eltern in das handlungsvermittelte Erleben des Kindes. Interessanterweise fand Nel ein (bebildertes) Buch über ein behindertes Mädchen mit dem Titel *Ich werde es schaffen (I shall overcome)*. Fast drei Monate lang tauchten Nel und ihre Eltern in diese gut geschriebene Erzählung ein. Nel beendete die Lektüresitzungen mit dem Schuleintritt der Hauptfigur (sie selbst stand kurz vor der Einschulung). In der Geschichte ging es vor allem um den Schmerz, die Verzweiflung und die Wut eines Mädchens, das trotz vieler Operationen nicht laufen konnte, um die Gefühle ihrer Eltern, ihre Sorgen und Zukunftsängste, um die Auseinandersetzungen des Mädchens mit anderen Kindern etc. Nel stellte viele Fragen über das Mädchen aus dem Buch und über sich selbst. Die Eltern, vor allem die Mutter, beschrieben Nel mit Hilfe der Therapeutin, was passiert war, wobei sie Ereignisse und Ausdrücke aus dem Buch heranzogen, um Vergleiche anzustellen und um ihre eigenen Gefühle und Erinnerungen zu verdeutlichen. Mit Hilfe des Buches gelang es Mutter und Tochter, zusammen eine neue und vollständige Biographie des Mädchens zu konstruieren. Nel baute durch sensomotorische Erfahrungen, die sie mit den Eltern teilte und deren besondere und subjektive Bedeutungen sie erlernte, ein neues Selbstverständnis auf. Als zum Beispiel das Mädchen aus dem Buch malen wollte, bewegte Nel ihre Finger entsprechend; als es darum ging, wie frustriert und wütend das Mädchen auf die Ärzte war, veränderten sich Nels Gesichtsausdruck und ihre Körperhaltung und sie verlangte, dass man ihr die eigenen körperlichen Erfahrungen und Gefühle, an die sie sich erinnerte, erklärte. Die durch das Buch ausgelösten Gespräche, die Erinnerungen, das Wiederzählen und gemeinsame Suchen nach subjektiver und spezifischer Bedeutung waren äußerst wichtig für den gesamten Prozess.

In den Sitzungen mit Vater und Mutter ohne die Tochter zeigten sich beide Eltern sehr bewegt, aber auch viel zuversichtlicher. Die Mutter war nun in der Lage, den Vater mit ihrer Wut und Enttäuschung zu konfrontieren, und der Vater war bereit, ihr zuzuhören. Der Umgang mit Nel war sehr viel einfacher und die häusliche Atmosphäre entspannter, obwohl die Familie erneut einem unfreiwilligen Umzug entgegensah.

Gemeinsam wurde beschlossen, die Behandlung zu beenden. Beide Eltern hatten das Gefühl, dass sie Nels Bedürfnisse nun verstanden und mit ihnen umgehen konnten. Die Mutter fasste den Entschluss, weniger zu arbeiten und mehr Zeit mit ihren Kindern zu verbringen. Nel hatte sich zu einem fröhlichen und gut integrierten Mädchen entwickelt, das offen für neue Erfahrungen und neue Beziehungen war. In einem Follow-up-Gespräch nach sechs Monaten berichtete die Mutter, dass Nel sehr gut mit ihrer Lehrerin auskam, in der Schule Freunde gefunden hatte und einen zufriedenen und selbstsicheren Eindruck machte.

## Diskussion

Die Mutter und in der Folge auch Nel hatten im Übermaß das Spalten als Coping- und Abwehrstrategie eingesetzt, um sich vor beängstigenden und schmerzhaften Gefühlen zu schützen. Die unterstützende und sicher strukturierte Situation der dyadischen Behandlung erleichterte Nel die Integration ihres Selbstverständnisses. Die vielen Möglichkeiten zu kreativem Erleben, die Beteiligung der Eltern an der Selbst- und Fremdbeobachtung, wechselseitige Einflüsse und die Re-Kreation bedeutsamer Erfahrungen waren förderlich für die Entwicklungs- und Integrationsprozesse des Kindes. Die Eltern, vor allem die Mutter, wurden dabei unterstützt, klarer zwischen sich selbst und dem Kind zu differenzieren und die väterlichen und mütterlichen Ressourcen zu mobilisieren, die für die Stärkung der Selbstheilungstendenzen und der Widerstandskraft des Kindes gebraucht wurden.

# Kapitel 13

# «Der fehlende Teil»

Eine dyadische Behandlung als Vorbereitung auf eine Einzelbehandlung des Kindes oder eine gemeinsame Behandlung von Kind und Eltern.

## Therapeutin: A. Wasserman

Die dyadischen Treffen mit Mutter und Kind, Vater und Kind sowie Mutter und Vater erstreckten sich über einen Zeitraum von neun Monaten, in denen zwei Sitzungen pro Woche stattfanden. Im Anschluss daran kamen Mutter, Vater und Kind über 14 Monate gemeinsam einmal pro Woche zur Therapie, und in den letzten drei Monaten der Therapie erfolgte die Behandlung erneut in einem dyadischen Setting (Mutter und Kind sowie Vater und Kind).

Der fünfjährige Alan wurde wegen äußerst aggressiven Verhaltens im häuslichen Umfeld, das sich hauptsächlich gegen die Mutter richtete, vorgestellt sowie wegen unkontrollierten Verhaltens in der Vorschule, das so weit ging, dass die von ihm angegriffenen Kinder manchmal medizinisch versorgt werden mussten. Trotz seines groben Verhaltens war Alan in der Vorschule sowohl bei den Mitarbeitern als auch bei den anderen Kindern recht beliebt. In der letzten Zeit hatte er starke Angst vor Dunkelheit, Ungeheuern und Schlangen gezeigt und nur schwer einschlafen können. Er klagte über «böse Träume» und sagte ohne ersichtlichen Anlass Dinge wie: «Ich bin böse.» Die Eltern lehnten es ab, ihm Psychopharmaka zu geben, und ersuchten um psychologische Hilfe.

Alan ist der erste und einzige Sohn seiner Eltern, zuvor hatte seine Mutter zwei Fehlgeburten gehabt. Seine Schwangerschaft war geplant und erwünscht, jedoch von vielen beängstigenden medizinischen Maßnahmen begleitet. Dank der befriedigenden Erfahrung, ein neugeborenes Baby zu versorgen, erholte sich die Mutter rasch von der traumatischen Entbindung.

Alan wurde als ruhiger, «pflegeleichter» Säugling beschrieben, wachsam und neugierig, in den Worten seiner Mutter «ein interessantes Baby». Ab dem sechsten Monat kümmerte sich ein Kindermädchen um ihn, da die Mutter ihre Berufstätigkeit wieder aufnahm, und im Alter von anderthalb Jahren kam er in eine Kinderkrippe. Nach Angabe der Eltern hatten Alans «Verhaltensprobleme» eingesetzt, als er drei Jahr alt war, und sich im Laufe der Zeit immer weiter zugespitzt. Wenn man nicht ständig auf seine Forderungen einging, zeigte Alan massive Anzeichen psychischer Belastung. Er war äußerst unruhig und ließ sich leicht zu Wutausbrüchen hinreißen, bei denen er mit Gegenständen um sich warf und Sachen zerstörte. Oftmals kam es auch dazu, dass er sich erbrach. Die Aggression war vor allem gegen seine Mutter gerichtet. Nach einem solchen Ausbruch ließ ihn die Mutter meist eine Zeit lang allein, danach tröstete und beruhigte sie ihn. Diese Augenblicke beschrieb sie als besonders wichtig für ihr Gefühl, ihrem Kind nahe zu sein. Nach einem Ausbruch drehte Alan manchmal sein Foto, das über seinem Bett hing, zur Wand und äußerte Dinge wie «Das bin ich nicht» oder «Ich will ihn nicht mehr sehen».

Die Mutter beklagte sich über die ständig wiederkehrenden Wutanfälle ihres Sohnes, die ihr wie viele andere seiner Verhaltensweisen «völlig unverständlich» waren. Alan wurde von seinen Eltern als sehr begabter und intelligenter Jungen beschrieben, der vor allem dann innerlich ruhig wurde, wenn er intellektuell durch «Denkspiele» gefordert war. Im Alter von vier Jahren konnte er bereits flüssig lesen und wurde in der Vorschule in eine höhere Stufe versetzt, was jedoch keinen mildernden Einfluss auf Alans Unruhe, seine Wutausbrüche und sein unkontrolliertes Verhalten hatte.

Die Mutter gab an, am Ende ihrer Kräfte zu sein, da sie ständig ihren Sohn «in Schach halten» musste, während der Vater wegen seiner Arbeit die meiste Zeit des Tages nicht zu Hause war. Der Vater gab zu, dass er darauf wartete, dass sein Sohn ein bisschen älter wurde, um dann mit ihm «Gespräche über Physik und so weiter» zu führen – Themen die ihn selbst interessierten. Zurzeit reagierte er mit Langeweile und Ungeduld auf die «kindischen» Verhaltensweisen und Interessen seines Sohnes.

Alans Mutter, die zum Zeitpunkt des Behandlungsbeginns 30 Jahre alt war, bekleidete eine führende Position in einem Wirtschaftsinstitut. Der Vater, 34 Jahre alt, arbeitete als Ingenieur in einem Hightech-Unternehmen. Beide sagten von sich selbst, ehrgeizig und beruflich erfolgreich zu sein.

Die Mutter, ältestes von drei Geschwistern, hatte zwei Brüder, die für sie eine «Plage» gewesen waren. Im Verlauf der Therapie stellte sich heraus, dass sie als kleines Mädchen unter dem Druck gelitten hatte, immer «vernünftig» sein und Rücksicht auf ihre kleineren Brüder nehmen zu müssen. Sie beschrieb ihre Beziehung zu ihrer Mutter als dauerhaft unbefriedigend – «irgendwas fehlte da immer». Sie war sehr abhängig von der Anerkennung der Mutter, sehnte sich danach, ihr nahe zu sein, fühlte sich jedoch abgelehnt. Sie schlug eine ähnliche berufliche Laufbahn ein wie ihre Mutter, und bis kurz vor Ende der Therapie arbeiteten beide in derselben Institution.

Der Vater war in der Geschwisterreihe der jüngste und außerdem der einzige Junge. Er erinnerte sich noch genau daran, in den Augen seines ehrgeizigen Vaters «nie brillant genug und irgendwie unzulänglich» gewesen zu sein.

Vater und Mutter führten nach eigenem Bekunden eine «gute Ehe» und hielten sich für «gute Eltern». Sie wünschten sich noch mehr Kinder. Alans «Probleme» beunruhigten sie ernsthaft und lösten auch Ärger bei ihnen aus. Sie sahen sogar einen Zusammenhang zwischen den Schwierigkeiten bei der Erziehung ihres Sohnes bzw. ihrer Furcht, ein weiteres Kind wie ihn zu haben, und einer Fehlgeburt (der dritten), die die Mutter sechs Monate zuvor erlitten hatte.

## Der diagnostische Prozess

Die diagnostische Phase bestand aus zwei Sitzungen mit den beiden Eltern-Kind-Dyaden und zwei Einzelterminen mit dem Kind.

Der körperlich für sein Alter gut entwickelte Alan ist ein Kind, das man leicht ins Herz schließt. Er erzielt hohe Werte in Intelligenztests, drückt sich fast wie ein Erwachsener aus und zeigt Interesse und Verständnis für die eigenen Gefühle und die seiner Mitmenschen.

In seinem Spiel sowie in seinen Reaktionen bei den projektiven Tests ging es fast ständig um das Thema Aggression – in seinem Erleben etwas Verbindendes und Einigendes, aber auch Beängstigendes. Er stellte sich selbst als destruktives Kind dar, das nicht genügend geschützt wird, und zeigte massive körperbezogene Ängste.

Alan schien vergeblich darum zu kämpfen, sich aus der Symbiose mit der Mutter zu lösen, die seine Individuation behinderte. Er zeichnete die Mutter als «Mädchen». Von der Mutter war zu erfahren, dass er sich häufig bei ihr beklagte: «Warum bist du ein Mädchen, warum bist du keine Mutter?»

Alan reagierte schnell wütend, wenn nicht unmittelbar auf seine Wünsche eingegangen wurde. Als ihn die Therapeutin beispielsweise einmal bat, sich an einen Tisch zu setzen, sagte er aufgebracht: «Ich bin noch nicht so groß, ich brauche einen kleineren Stuhl.» Als ihm versichert wurde, dass der Stuhl höhenverstellbar war, beruhigte er sich. In den Interaktionen mit der Mutter während der dyadischen Sitzung forderte Alan sie mehrfach auf, bestimmte Dinge für ihn zu tun, etwa ein Bild auszumalen, während er mit der Therapeutin spielte. Als die Mutter fragte: «Wieso muss ich alleine bleiben? Warum schließt du mich aus?», bestand er darauf, dass sie tat, was er von ihr verlangte, und sogar die von ihm ausgesuchten Stifte nahm, worauf sie entgegnete: «Irgendetwas darf ich doch wohl auch selbst bestimmen.»

Zwischen den beiden entwickelte sich ein Dialog wie zwischen Gleichaltrigen, die miteinander um Raum, Macht und Akzeptanz streiten. Die Mutter schien sich gekränkt und zurückgewiesen zu fühlen, Alan wirkte bekümmert und ängstlich und wusste offensichtlich nicht, ob er nachgeben oder stur bleiben sollte. Die Mutter ging dann dazu über, Alan herabzusetzen und höhnische Bemerkungen über das Spiel, das er mit der Therapeutin spielen wollte, und die Farben, die er ausgesucht hatte, zu machen. Sie sagte: «Du bist klein, du hast doch keine Ahnung, was für Farben hast du bloß ausgesucht?» Obwohl sie ihre Kritik auf eine scheinbar spielerische Weise vorbrachte, wurde Alan immer wütender, und als er kurz davor stand, völlig die Beherrschung zu verlieren, ging die Mutter zu ihm hinüber (nicht ohne der Therapeutin einen Blick zuzuwerfen, der zu sagen schien: «Sehen Sie, was ich meine?») und umarmte und beruhigte ihn. Die Zeit bis zum Ende der Sitzung verbrachten Mutter und Sohn dann schmusend und einander umarmend. Beim Verlassen des Therapieraums sagte Alan dem draußen wartenden Vater: «Es war heute sehr hart für Mama, du musst ihr zu Hause helfen.» Dann drehte er sich zur Therapeutin um und richtete erneut die Frage an sie, die er ihr schon zu Beginn der Sitzung gestellt hatte: «Hast du einen Mann?»

In der zweiten dyadischen Sitzung mit Alan und seiner Mutter tauchte das gleiche Muster erneut in ihren Interaktionen auf: Die Mutter litt und fühlte sich verlassen und wertlos, wenn Alan mehr Eigenständigkeit im Ausdruck seiner Bedürfnisse an den Tag legte und sich einem anderen Menschen zuwandte. Die Mutter schien Alan auf eine ganz bestimmte Art und Weise zu brauchen, um sich erwünscht, geschätzt und kompetent zu fühlen, als ob nur das Kind diese Bedürfnisse erfüllen konnte. Es fiel ihr schwer, ihre Rolle als seine Mutter und ihr kindliches Eintauchen in seine Welt miteinander in Einklang zu bringen. Alan versuchte, sich aus dem Geflecht seiner vielen unterschiedlichen Rollen – Freund, Versorger, Erwachsener und Kind – zu lösen, schaffte dies aber ohne Hilfe nicht. Es war ziemlich offensichtlich, dass ihm diese Art von Beziehung auch eine gewisse narzisstische Befriedigung verschaffte.

In den dyadischen Sitzungen mit dem Vater ließ Alan auch ihn ein Bild – das eines Dinosauriers – farbig ausmalen. Der Vater tat alles, was sein Sohn von ihm verlangte, und Alan sagte: «Es gibt gute und böse Dinosaurier; die guten haben Stacheln, die sie vor den bösen schützen sollen. Wenn die Stacheln abfallen, wachsen gleich neue nach.» Etwas später schlug Alan vor, Krieg zu spielen. Er «schoss» mit einer Pistole auf seinen Vater und sagte:

«Du musst jetzt sterben.» Der Vater gab ärgerlich zurück: «Nein. Was ist das überhaupt für ein blödes Spiel? Hör sofort auf damit!» Auf beruhigendes Zureden der Therapeutin hin spielte der Vater wieder mit und wurde «wieder lebendig». Alan freute sich darüber und sagte: «Es ist doch nur ein Spiel, du stirbst erst, wenn du alt bist.»

Es fiel dem Vater sehr schwer, sich auf imaginäre Spielsituationen mit aggressiven Inhalten einzulassen und Alan dabei zu helfen, in einer hinreichend sicheren Atmosphäre zwischen aggressiven Wünschen und Fantasien auf der einen und Wut auslösenden Erfahrungen auf der anderen Seite zu unterscheiden. Anscheinend stellte Alan in ähnlichen Spielsituationen mit Vater und Mutter beiden Eltern die gleiche Frage: «Wer von uns ist der ‹Große› und wer der ‹Kleine›?»

Da die beiden Eltern Schwierigkeiten hatten, ihrer Rolle als Vater bzw. Mutter gerecht zu werden, ohne sich dessen genügend bewusst zu sein, und gleichzeitig ehrlich bemüht waren, ihrem Kind zu helfen, wurde eine dyadische Lernphase als Vorbereitung auf die eigentliche Therapie vorgeschlagen. Die Eltern erklärten sofort ihre Zustimmung, und die Mutter wirkte sehr erleichtert und erfreut, wohingegen der Vater meinte, dass es für ihn vielleicht «ziemlich langweilig» werden könnte. Die Therapeutin war beeindruckt von Alans starker Zerrissenheit zwischen Abhängigkeits- und Unabhängigkeitsbedürfnissen und seinem niedrigen Selbstwertgefühl, das anscheinend daraus resultierte, dass er weder das eigene Verhalten noch das seiner Eltern verstehen konnte. Der zutiefst empfundene Mangel an Fremdregulation und die inadäquate Selbstregulation führten zu ausgeprägten aggressiven Fantasien und einer großen Angst vor Rache und Vergeltung.

## Die Anfangsphase

### Dyadische Treffen mit der Mutter

Fast von Anfang an trug Alan eine Frage an seine Eltern heran, die ihm sehr wichtig zu sein schien: Wer kümmerte sich um die von ihm als hilfsbedürftig wahrgenommene Mutter?

Es folgt ein Auszug aus einer Sitzung aus dem ersten Monat der Behandlung:

Alan zeigt der Therapeutin stolz einen Pullover, den seine Mutter für ihn gestrickt hat. Sie spielen mit Puppen. Alan hat ein gutes Gespür für die Wünsche seiner Mutter und lässt sie die Regeln bestimmen. Als er seinerseits einen Wunsch äußert, der eine Veränderung der Spielregeln bedeutet, sagt sie, eine Clownpuppe in der Hand haltend: «Weißt du, dass Clowns eigentlich traurige Menschen sind? Sie sind nur lustig, wenn Kinder da sind. Sobald die Kinder weg sind, das Publikum nach Hause geht, sind sie traurig und einsam.»

Alan regt sich sehr darüber auf und schreit: «Nein, nein, nein! Sag nicht so etwas! Die sind nicht traurig», aber die Mutter fährt fort: «Doch, sie brauchen ein Publikum. Ohne die Kinder sind sie traurig ...» Alan ist sehr aufgeregt und angespannt, steht kurz vor einem Wutanfall.

Die Therapeutin interveniert: «Clowns können traurig sein und Hilfe brauchen, aber es ist nicht Aufgabe der Kinder, ihnen zu helfen; die Kinder müssen sich um ihre eigenen Angelegenheiten kümmern. Für die Clowns kann man jemand anderes finden, um ihnen zu helfen, wenn es ihnen nicht gut geht.»

Die Mutter stimmt zu, ebenso Alan, der zur Therapeutin sagt: «Mama ist verrückt. Ich bin sauer auf sie», worauf die Therapeutin bemerkt: «Auch für Mütter ist es schwierig, immer alles zu wissen und ihren Kindern zu helfen, aber es gibt Leute, die den Müttern helfen können.» «Nein, ich bin verrückt», antwortet er. «Ich bin sauer auf mich selbst.» «Manchmal sind Kinder so wütend auf ihre Eltern», sagt die Therapeutin, «dass sie richtig Angst bekommen, und dann sind sie lieber wütend auf sich selbst.»

Alan beruhigt sich, und Mutter und Kind verlassen zufrieden und einander umarmend das Sprechzimmer.

Einen Monat später schlug Alan vor, noch einmal gemeinsam *Der fehlende Teil (The missing piece)* zu lesen, ein Buch, das ihn sehr zu interessieren schien. Alan wollte über unangenehme Gefühle nachdenken und mit seiner Mutter besprechen, «wie man sich fühlt», eine Frage aus dem Buch.

Therapeutin: «Uns allen fehlt irgendetwas, und wir haben unterschiedliche Gefühle deshalb.»

Alan macht den Vorschlag, «Häuser, die wie Menschen sind» zu malen. Er malt ein Haus mit roten Zähnen, ein wütendes Haus, und sagt: «Niemand kommt in seine Nähe, weil es beißt. Das Haus hasst die Bösen, die so gemeine Sachen mit ihm gemacht haben. Deshalb lässt es die Guten auch nicht rein.» Die Therapeutin geht auf verschiedene mögliche Gefühle ein, wie das Bedürfnis nach Geborgenheit, Einsamkeit etc.

Als Reaktion darauf bittet Alan die Therapeutin, einen Freund für das Haus und einen Zaun zu malen. Dann bittet er seine Mutter, Häuser zu malen. Sie zeichnet mehrere Häuser mit jeweils einem bestimmten Gesichtsausdruck und schreibt daneben, um welches Gefühl es sich handelt. Dies scheint Alan zu gefallen. Er beteiligt sich am Benennen der Gefühle. Die Mutter will ein wütendes Haus zeichnen und sagt: «Es geht nicht. Ich krieg's nicht hin.» Alan versucht ihr zu helfen, aber es gelingt ihm nicht. Die Therapeutin schlägt vor, dass jeder für sich ein wütendes Haus malt, da jeder Mensch auf seine eigene Art wütend ist. Darauf sagt die Mutter: «Ich kann nur kein wütendes Haus zeichnen, nur eins, das leer ist und weint.» Schließlich schafft sie es doch, ein wütendes Haus zu malen, und sagt: «Ich kann nur eins mit einem Schnurrbart malen.» Alan malt weiter Häuser, und die Mutter schaut ihm aufmerksam zu und gibt den Häusern passende Namen. Sie hebt besonders die traurigen und wütenden Häuser hervor. Jeder schreibt neben sein wütendes Haus, was dieses Haus zum Ausdruck bringt. Alan sagt: «Mein wütendes Haus hat manchmal ganz große Wut, aber es weiß nicht warum. Es ist nicht zu begreifen, ein Rätsel.»

Es war recht offenkundig, dass Alan den großen Schmerz der Mutter spürte. Er versuchte, ihr «fehlender Teil» und «Retter» zu sein. Im Verlauf der Therapie gewann er nach und nach die Gewissheit, das jemand anderes ihn in dieser Rolle ablösen konnte.

## Dyadische Treffen mit dem Vater

In den parallelen Sitzungen mit seinem Vater beschäftigte sich Alan mit dem gleichen Problem wie in den Sitzungen mit der Mutter, d. h. damit, für die Mutter verantwortlich war.

Alan und sein Vater spielen mit Puppen. Sie besprechen, wer im Spiel Vater-Bär und Mutter-Bär nimmt und wer den kleinen Baby-Bären. Alan bittet seinen Vater, die beiden erwachsenen Bären zu nehmen, weil er den kleinen Bären nehmen möchte. Alan sagt, dass Mutter-Bär eine Wunde habe. Die Therapeutin: «Baby-Bär fragt, wer kümmert sich um die Mutter?», worauf der Vater antwortet: «Vielleicht Vater-Bär.» Alan freut sich und sagt: «Du wirst nie ein Mädchen sein.»

Später in der Sitzung nimmt Alan einen kleinen Teddybären und streichelt ihn, wobei er sagt: «Du bist niedlich. Ich passe auf dich auf.»

In einer späteren Sitzung besprach Alan mit seinem Vater die Frage, ob Kinder allein oder bei ihren Eltern schlafen sollten. Er sprach mit ihm auch über «Mutter-Bär, die ihren Jungen extra Sachen zu essen gibt, die die nicht mögen, weil sie hören will, wie die über das Essen jammern. Es tröstet sie.» Wahrscheinlich gab er damit eine Erfahrung wieder, die er mit seiner Mutter gemacht hatte.

Wie in diesen Sitzungen zum Ausdruck kam, hatte Alan den Wunsch, die Rolle des «Trösters» seiner Mutter abzulegen, würde dies jedoch erst dann tun, wenn er Ersatz für sich gefunden hatte. Mit Unterstützung der klärenden Beiträge der Therapeutin gelang es ihm, seinem Vater zu zeigen, was er von ihm und der Mutter brauchte.

## Dyadische Treffen mit der Mutter

Nachdem er jemanden gefunden hatte, der sich um seine Mutter kümmerte, ging Alan einen Schritt weiter und bat darum, mit Erlaubnis der Mutter eine Ecke für sich allein im Zimmer zu bekommen.

Alan spricht eine Geheimsprache, die nur er allein verstehen kann, und bedient sich einer Geheimschrift – offensichtlich in dem Versuch, sich abzugrenzen. Die Mutter ist beleidigt, sie fühlt sich verlassen und betrogen. Sie will nicht, dass ihr Sohn Geheimnisse vor ihr hat.

Als die Therapeutin die unterschiedlichen Bedürfnisse thematisiert, stellt Alan drei Wände im Therapieraum auf. So entstehen drei Ecken: eine für ihn selbst, eine für die Mutter und eine für die Therapeutin.

Er legt die Grenzen zwischen den einzelnen Ecken fest und klärt verschiedene Fragen: Wann geht man von seiner Ecke in die Ecke eines anderen? Wie bittet man um Erlaubnis, wenn man die Ecke eines anderen betreten will? Wie fühlt man sich, wenn man alleine in seiner Ecke ist? Wie fühlt man sich, wenn man jemand anderen in seiner Ecke besuchen will, aber der «Gastgeber» gerade keine «Gäste» empfangen kann?

Sowohl Alan als auch seine Mutter stellen fest, dass es ihnen schwer fällt, alleine in ihrer jeweiligen Ecke zu sein. Alan sagt: «Ich verstehe nicht, was in den einzelnen Ecken passiert. Deshalb brauche ich viele Sitzungen, damit ich dahinter komme.»

Die Therapeutin verbalisiert das Geschehen und hilft der Mutter, einen Zugang zu den Gefühlen ihres Sohnes zu bekommen und anzuerkennen, dass seine Wünsche prinzipiell berechtigt sind, auch wenn sie nicht alle erfüllt werden müssen. Mit dieser Unterstützung und dem Gefühl, verstanden zu werden, können Alan und seine Mutter einander zuhören. Sie sprechen über ihre Einsamkeit und ihre Traurigkeit, ohne gleich etwas gegen diese Gefühle zu unternehmen. Sie «erklären» einander, wie es für sie ist, wütend, glücklich und besorgt zu sein. Die Mutter erinnert sich daran, wie es war, als sie ein kleines Mädchen war, wer sie damals getröstet hat, etc.

Dass es der Mutter so schwer fiel, zugänglich für ihn zu sein, wenn er unter Traurigkeit oder Angst litt, war für Alan äußerst frustrierend. Für die Mutter bedeutete das Vorhandensein derartiger Gefühle bei ihrem Kind, als Mutter zu versagen – so wie ihre eigene Mutter versagt hatte. Sie «zwang» ihrem Sohn das Gefühl auf, dass nur sie ihm dazu verhelfen konnte, sich gut zu fühlen. Das ständige Eindringen der Mutter in seine Gefühlswelt war einer der Gründe für Alans Wut. Es fiel ihm schwer zu akzeptieren, dass seine Mutter seine Bemühungen um Abgrenzung und Individuation als Versuch deutete, sie zu verlassen.

## Dyadische Treffen mit dem Vater

In der Phase mit den Ecken im Therapieraum baute Alan auch in den Sitzungen mit dem Vater Ecken, benutzte sie aber anders. Er setzte Vater und Therapeutin zusammen in eine Ecke und ging «zum Schlafen» in seine eigene Ecke. Hin und wieder «erwachte» er verstört und erzählte von seinen Ängsten. In der sicheren Atmosphäre des Therapieraumes war er in der Lage, viele seiner Fantasien, Ängste und Erinnerungen zu aktualisieren. Er brachte verstümmelte Puppen mit in die Sitzungen und initiierte Situationen, in denen das Licht im Therapieraum ausgeschaltet wurde, und fragte, was nachts im «Schlafzimmer der Erwachsenen» vor sich gehe. Der Vater ging mit Hilfe der Therapeutin auf Unterstützung und Halt bietende Weise auf Alans Ängste und seine Autonomiebedürfnisse ein.

## Weitere Sitzungen mit der Mutter

Die nächste wichtige Frage, der Alan in den Sitzungen mit der Mutter nachging, war, ob sie eine neue Koalition zwischen Vater und Sohn im Familiendreieck zulassen würde.

Alan holte Flugzeuge heran, die er in den Sitzungen mit dem Vater zusammengebaut hatte, und zeigte seiner Mutter, wie schön sie waren. Er wollte sie jedoch nicht am Zusammenbau der Flugzeuge beteiligen. Die Mutter war gekränkt und wütend auf ihn und äußerte ihre negativen Gefühle.

Die Therapeutin half der Mutter, Alans Bedürfnisse als Ausdruck einer normalen Entwicklung zu sehen, und brachte ihr den Gedanken nahe, dass jede Beziehung einzigartig ist. Gleichzeitig zeigte sie empathisches Verständnis für die Enttäuschung der Mutter und ihre Sorge, dass ihre enge Beziehung zu Alan Schaden nehmen könne, wenn sie ihre Ausschließlichkeit verlöre.

Alan beteiligte sich dadurch, dass er das Besondere an der Beziehung zwischen den beiden herausstellte, und erwähnte Dinge, die er nur mit ihr tat, äußerte jedoch klar seinen Wunsch nach einer Beziehung zum Vater, auch wenn die Mutter darin keine aktive Rolle spielte.

## Weitere Sitzungen mit dem Vater

Der Aufbau der Beziehung zwischen Alan und seinem Vater geschah auf der Grundlage ihrer beider Männlichkeit. Dabei war es der Vater, der das Thema Rivalität in die Sitzungen einbrachte: Er mogelte, wenn er bei einem Spiel zu verlieren drohte, wurde ärgerlich, wenn Alan darauf bestand, die Führung zu übernehmen und zu bestimmen, was gespielt würde, und ließ sich nur zögernd auf Diskussionen über Stärke, Fitness oder Grobheit als Attribute der Männlichkeit ein, obwohl der Junge ihn dazu herausforderte. Die Therapeutin unterstützte den Vater aktiv in seiner Vaterrolle, indem sie ihm half, seine eigenen kindlichen Wünsche und Fantasien zu akzeptieren, aber zwischen ihnen und der Realität seiner Situation als Vater im Hier und Jetzt zu trennen. Bald darauf spielten Vater und Sohn in vielen Sitzungen eifrig «Jungenspiele», bauten Flugzeuge zusammen, fuhren Autorennen gegeneinander und fochten sogar kleine Ringkämpfe aus. Die Rolle der Therapeutin bestand darin, für den geeigneten Rahmen für ihre «Männersachen» zu sorgen.

Alan konnte über seine Gefühle mit dem Vater sprechen und klären, ob sie für «Männer» angemessen waren. In diesem Stadium der Therapie konnte sich der Vater – wenn Alan beispielsweise im Spiel jemanden «tötete» – gut auf das Geschehen einlassen und sich in eine Fantasiewelt hineinbegeben. Als Alan seine Kastrationsangst äußerte, war der Vater in der Lage, ihm den Unterschied zwischen Vorstellung und Realität klarzumachen. Durch das Bündnis, das er mit seinem Vater einging, wurde Alans Verständnis seiner «Rolle» als Junge gestärkt. Dies führte auch dazu, dass er sich stärker seiner Eigenständigkeit und Unabhängigkeit der Mutter gegenüber bewusst wurde und sich in der Beziehung zu ihr entspannter und sicherer fühlte.

## Sitzungen mit der Mutter-Vater-Dyade

Parallel zu den Sitzungen mit den Eltern-Kind-Dyaden fanden im vierzehn-
tägigen Abstand regelmäßig Sitzungen mit den Eltern statt, in denen die
Themen und Erlebnisse aus den dyadischen Sitzungen und die durch sie
wachgerufenen Erinnerungen durchgearbeitet wurden.

Die Eltern brachten spontan ihre unbefriedigende eheliche Beziehung
zur Sprache. Zunächst behaupteten sie, dass Alan wie eine Barriere zwischen ihnen stand, aber relativ rasch kamen sie zu der Einsicht, dass sie
selbst ihn zwischen sich stellten, sowohl emotional als auch physisch, indem
sie ihn zwischen sich in ihrem Bett schlafen ließen.

Die Mutter beschwerte sich darüber, dass der Vater, seit Alan zwei Jahre
alt war, ihrer Meinung nach viel zu oft nicht zu Hause war. Sie war darüber
wütend und enttäuscht, es fiel ihr aber schwer, ihre Einsamkeit und ihren
Kummer zum Ausdruck zu bringen.

Der Vater hatte sich seiner Familie entfremdet und hatte dies zugelassen,
weil er sich verletzt gefühlt hatte.

Die Eltern wurden ermutigt, über ihre persönlichen und sozialen Ein-
samkeitsgefühle zu sprechen, die sie dadurch zu bekämpfen suchten, dass
sie einen Großteil ihrer Zeit mit Alan verbrachten. Das primäre Ziel der
Treffen bestand darin, Mutter und Vater dadurch in ihren elterlichen Fähigkeiten zu stärken, dass sie sich Alans Schwierigkeiten stärker bewusst wurden und sich effektivere Möglichkeiten aneigneten, mit ihnen umzugehen.

Die Mutter begann, die Bedeutung des «Teufelskreises» zu «entziffern»,
in denen ihre Beziehung zu ihrem Sohn geraten war. Sie begriff, dass sie
sich «einsam und verlassen» fühlte, wenn Alan sie «allein ließ», d. h. sich
nicht ihren Bedürfnissen entsprechend verhielt. Sie erkannte, was es für ein
Reaktionsmuster war, mit dem sie Alan in Wut brachte und auf das sie zu-
rückgriff, wenn es ihr nicht gut ging. Sie sprach mit ihrem Mann und der
Therapeutin über ihre Erinnerungen aus der Zeit, als sie noch ein kleines
Mädchen war und ihre eigene Mutter es nicht zuließ, dass sie sich über irgendetwas beschwerte oder wütend war, was dazu führte, dass sie noch
heute das Gefühl hatte, keine negativen Affekte zum Ausdruck bringen zu
dürfen. Die Mutter konnte erkennen, dass Alan verschiedene (unbewusst auf
ihn projizierte) Rollen aktualisierte und ihre auf ihn gerichteten Bedürfnisse
sehr deutlich spürte. Weiterhin ging es in den Gesprächen zwischen und mit
den Eltern um Abhängigkeit und «verschmelzende» Bedürfnisse sowie um
Bedürfnisse nach Anerkennung, Unterstützung und stabilen Grenzen zwischen sich und anderen.

Der Vater erkannte seine Wettbewerbsorientierung und seinen Ehrgeiz an und er begann zuzugestehen, dass er Fantasien hatte, die er bislang nicht wahrhaben wollte. Im weiteren Verlauf der Therapie wurde ihm immer klarer, dass die Langeweile, die er beim Zusammensein mit Alan gespürt hatte, eine Abwehr gegen die Angst darstellte, dem «Kind in ihm selbst» gegenüberzutreten.

Die Eltern merkten, wie sich Alan veränderte. Er war jetzt öfter in der Lage, sich sowohl physisch als auch emotional von ihnen zu entfernen – und zurückzukehren, wenn er sie brauchte oder vermisste. Die Häufigkeit seiner Wutausbrüche ging allmählich zurück, an ihre Stelle traten verbale «Berichtigungen», wenn seine Eltern nicht spürten, was mit ihm los war.

Am Ende dieser Phase schien es das Beste zu sein, wenn Alan, der rascher Fortschritte machte als seine Eltern, Einzelsitzungen bekäme und seine Eltern weiterhin gemeinsam zur Therapie kämen und die parallelen Ereignisse in Alans Behandlung und ihrer Behandlung als seine Eltern bearbeiteten.

## Die mittlere Phase

### Einzelsitzungen mit Alan

Zu Beginn der ersten Einzelsitzung wollte Alan zuerst die Spiele spielen, die er immer mit seiner Mutter gespielt hatte, dann die, die er mit dem Vater gespielt hatte, und schließlich eines, dass seine Eltern ihm zu Hause beigebracht hatten. Die Therapeutin sah darin eine Form, Angst abzubauen und die Eltern weiterhin präsent sein zu lassen in einer Art von Dialog, der während ihrer gemeinsamen Sitzungen begonnen hatte. Relativ ungewöhnlich war, dass die ganze Zeit über beide Eltern Alan zu jeder Sitzung begleiteten und in einem Nebenzimmer auf ihn warteten.

In der ersten Zeit der Sitzungen las Alan die Bücher *Der fehlende Teil* und *Der Fisch, der kein Fisch sein wollte (The fish who did not want to be a fish)* und überlegte, wie die Geschichten weitergehen konnten.

Zu den Themen, mit denen er sich befasste, zählten Autonomie und Abhängigkeit, Unterschiede und Gemeinsamkeiten, Siegen und Unterliegen sowie Gut und Böse. Mit Hilfe der Therapeutin setzte er sich mit seinen eigenen Gefühlen und denen anderer Menschen und mit seiner Beziehung zur Mutter, zum Vater und zu den beiden als Paar auseinander. Er wollte die verschiedenen Aspekte im Kontext seiner Selbstrepräsentationen und seiner Selbstbeurteilung sowie seiner ödipalen Wünsche und Ängste verstehen.

In dieser Phase der Behandlung beschäftigte er sich vor allem mit seinen sexuell motivierten Fantasien. Je mehr er es wagte, seine Wünsche zum Ausdruck zu bringen, umso stärker wurde er sich seiner Kastrationsängste bewusst: Er fragte sich, ob aus einem Mädchen ein Junge werden konnte.

Er litt unter der Angst, dass die Therapeutin etwas brauchen könnte, was er hatte (ein fehlender Teil), und dass sie es ihm wegnehmen könnte, so wie er vorhatte, ihr Sachen wegzunehmen.

Er führte Situationen herbei, in denen er sich auszog, um zu sehen, was sie mit ihm machen würde.

Er zeigte sich stolz auf seine Armee (in einem Kriegsspiel), beschrieb sie als groß und schön und fragte sich, wer sie gegen die Therapeutin verteidigen würde.

Er fragte, ob sie ihn als Mädchen brauche und er deshalb wie eines agieren müsse, und schlug vor, sie solle doch auch Mädchen in Therapie nehmen, die dann Mädchenspiele mit ihr spielen konnten, während er Jungenspiele spielen würde.

Als Alan die Angst vor weiblichem Neid überwunden hatte, begann er, sich mit der Möglichkeit auseinander zu setzen, von einem Mann für seine Wünsche bestraft zu werden.

In der letzten Sitzung in dieser Phase spielte Alan mit der Therapeutin das Memory-Spiel, das er oft mit seinen Eltern gespielt hatte. Als die Schlange auftauchte, sagt er: «Die gehört mir. Ich bin froh, dass ich sie habe, sie ist schön.» Als die wütende Frau auftauchte, meinte er: «Die gehört dir. Ich nehme den wütenden Mann.» Am Ende der Sitzung äußerte er zufrieden: «Dieser Fisch ist gerne ein Fisch.»

In den parallelen Sitzungen mit den Eltern befassten sich Mutter und Vater mit ihrer Beziehung als Alans Eltern. Sie genossen den gegenseitigen Austausch in ihren regelmäßigen «Wartesitzungen», wenn sie Alan einmal wöchentlich zur Therapie begleiteten.

Mit Voranschreiten der Behandlung wurde es der Mutter möglich zu verstehen, wie viele Rollen Alan für sie und statt ihrer übernommen hatte. Mit Hilfe der Therapeutin und ihres Ehemanns gelang es ihr, Zugang zu ihren Wünschen als erwachsene Frau, Ehepartnerin und Mutter zu bekommen und zu versuchen, ihre verleugneten Bedürfnisse als «abgelehntes Mädchen» in ihre erwachsenen Bedürfnisse zu integrieren. Der Vater lernte, seiner Rolle als Ehemann, als unterstützender Vater für Alan und als «zweiter Anderer» in der Dreierbeziehung besser gerecht zu werden.

# Die Abschlussphase

Die Entscheidung, die Therapie zu beenden, wurde von den Eltern, der Therapeutin und Alan gemeinsam getroffen. Alle waren zufrieden mit den erreichten Fortschritten und Veränderungen. Für die Abschlussphase der Therapie wurde eine Zeit von drei Monaten vereinbart.

In der folgenden Sitzung weigerte sich Alan, den Therapieraum allein zu betreten. Auf die Frage, was ihn dazu bewegen könnte hineinzukommen, antwortete er, dass er von einem seiner Eltern begleitet werden wolle, «damit wir zu dritt sind anstatt zu zweit». Die Versuche der Therapeutin, ihn dazu zu bewegen, allein hineinzukommen, verstärkten seinen Widerwillen noch, und unter Tränen sagte er: «Du verstehst mich nicht. Ich muss Mama oder Papa dabei haben.»

Damit war eine dreimonatige Phase eingeläutet, in der zum ursprünglichen dyadischen Muster zurückgekehrt wurde und Vater oder Mutter abwechselnd an den Sitzungen teilnahmen. Die dyadische Form wurde bis zum Schluss beibehalten.

## Dyadische Sitzungen mit der Mutter

In diesen Sitzungen befasste sich Alan, der nun ein ausgeglicheneres Verhältnis zur Mutter hatte, erneut mit dem Thema der Zweier- und Dreierkonstellationen und der Frage, ob die Mutter seinen Wunsch akzeptieren konnte, mit jemand anderem zusammen zu sein. In seiner sexuellen Identität gestärkt, klärte er mit seiner Mutter, inwiefern sie es akzeptierte, dass er ein Junge war und dass es Dinge gab, die ausschließlich ihm und seinem Vater vorbehalten waren. Als er ihr beispielsweise erneut zeigte, wie schnell er ein Flugzeug zusammenbauen konnte, und sie seine Fähigkeiten bestaunte, freute er sich sehr und sagte: «Das habe ich von Papa gelernt. Ich kann besser Flugzeuge zusammenbauen als ihr beide. Ich bin ein Junge.»

Mutter und Sohn besprachen die Veränderungen, die sich in ihrem häuslichen Miteinander eingestellt hatten, und Alans zunehmende Fähigkeit, Freundschaften einzugehen, neue Interessen zu entwickeln und sich wie ein «großer Junge» zu benehmen. Sie sprachen auch über den anstehenden Abschied von der Therapeutin und die Traurigkeit, die sie deswegen verspürten. Alan schien auf die Hilfe seiner Mutter zu vertrauen und sagte, dass er sie brauchen würde, wenn die Therapie vorbei wäre.

In der letzten Sitzung malten Mutter und Sohn ein Mosaik aus. Alan hatte einen Löwen und die Mutter einen Adler zum Ausmalen. Die Mutter bemerkte: «Der Löwe ist schön, aber wo ist denn sein Schwanz?» Alan lächelte triumphierend, als ob er sagen wollte: «Du hast es also gemerkt!», und fing sofort an, den Schwanz auszumalen. Der staunenden Mutter sagte er: «Ein Löwe ohne Schwanz ist gar kein Löwe.»

## Dyadische Sitzungen mit dem Vater

Alan zeigte dem Vater, wie groß er geworden war und dass er jetzt vieles tun konnte, wozu er im Jahr zuvor noch nicht in der Lage gewesen war.

Vater und Sohn brachten ihre Dankbarkeit zum Ausdruck und zeigten ihre Freude an dem in der Therapie Erreichten. Sie wiesen auf die vielen neuen Möglichkeiten hin, die Alan nun in seinem Leben hatte.

## Mutter-Vater-Dyade

Die Eltern wiesen die Therapeutin auf die Tatsache hin, dass nun nicht mehr alle drei gemeinsam zu ihr kamen. In den dyadischen Sitzungen mit Alan und seinem Vater nutzte die Mutter die Gelegenheit, um etwas mit ihren Freundinnen zu unternehmen. Sie fand es erfreulich, dass die beiden Zeit miteinander verbringen konnten, ohne dass sie dabei sein musste. Sie war stolz darauf, dass sie nun das Zusammensein mit Menschen ihres Alters genießen und sich um ihre Angelegenheiten kümmern konnte.

Sie sprach über ihren Wunsch, noch ein Kind zu bekommen – vorzugsweise ein Mädchen. Sie war sicher, dass sie dafür bereit war, und fühlte sich in ihrer Mutterrolle genügend gefestigt. Sie sprach auch über ihren Wunsch, Hilfe für sich selbst in Anspruch zu nehmen.

Die Eltern waren sich der weitreichenden Veränderung bewusst, die sich in ihrer Beziehung vollzogen hatte. Sie erkannten, in welchem Ausmaß Alan für seine Mutter Partnerersatz geworden war, und verstanden, was zu dieser Entwicklung geführt hatte und wie sie nun gestoppt worden war. Der Vater sah in Alan einen möglichen Partner, der ihn nicht mehr langweilte und auf dessen Erwachsenwerden er nicht mehr ungeduldig wartete.

## Zusammenfassung

Die Rollen von Kind und Eltern waren nun klar voneinander getrennt, und es bestanden befriedigendere Beziehungen zwischen Mutter und Sohn und

Vater und Sohn. Beide Eltern fühlten sich sicherer in ihrer Elternrolle. Neben dem Bedauern, das sie angesichts des nahen Therapieendes empfanden, zeigten sie sich zuversichtlich, dass der Zugewinn an elterlichen Fähigkeiten nicht nur vorübergehender Natur war.

Alan und seine Mutter lernten, ihre Erwartungen aneinander genauer zu definieren, was Alan in die Lage versetzte, sich seiner Rolle als Versorger seiner Mutter bewusst zu werden und sich aus ihr zu lösen.

Er erhielt Unterstützung und Anerkennung von seinen Eltern. Ermöglicht wurde dies durch die Therapeutin, die ihm versicherte, dass es nicht gegen seine Mutter gerichtet war und es dieser nicht wehtun würde, wenn er seine Bedürfnisse durcharbeitete und über seine eigenen inneren Vorgänge und die seiner Mitmenschen reflektierte. Er fand genügend Sicherheit in seiner neuen und stabilen Selbstdefinition, seiner Geschlechtsidentität sowie in seiner Rolle im Familiendreieck, die neue Interaktionen und verbesserte Beziehungen ermöglichte.

Die Therapeutin fungierte in erster Linie als Übersetzerin und Vermittlerin, förderte neue Einsichten und schützte die Gefühle von Abgrenzung und Selbstdifferenzierung bei Mutter und Sohn. Als Übertragungs- und reales Objekt bestätigte sie die verschiedenen Beziehungen und ermöglichte eine Integration des Vaters als den «zweiten Anderen». Die Eltern, die nun mehr Sicherheit in ihrer Rolle als Vater bzw. Mutter gewonnen hatten, halfen Alan dabei, seine Wünsche mit den realistischen Möglichkeiten und sein Bedürfnis nach Anerkennung mit seinem Streben nach Selbstausdruck zu vereinbaren.

# Literatur

Ackerman, N. (1966). *Treating the troubled family.* New York: Basic Books.

Basch, M. F. (1992). *Practising psychotherapy.* New York: Basic Books.

Belsky. J. & Pensky, E. (1988). Developmental history, personality and family relationships: Toward an emergent family system. In Hinde, R. A. & Stevenson, J. (Eds.), *Relationships within families: Mutual influences.* Oxford: Oxford University Press, 193-217.

Ben-Aaron, M., Avimeir-Patt, R., Harel, J. & Kaplan, H. (1996). The mother-child and father-child psychotherapy. Paper presented at the sixth world congress of the World Association for Infant Mental Health, 25-28 July, Tampere, Finland.

Ben-Aaron, M. & Harel, J. (1997). The child's active role in the move from two to two plus one as seen in the mother-child and father-child psychotherapy – a dynamic approach to treatment of relational disturbances in childhood. Paper presented at the 21st annual conference of the Israeli Association of Psychotherapy, 22-24 May, Tiberias, Israel.

Ben-Aaron, M., Harel, J., Kaplan, H., Patt, R., Glat, D., Raz, E., Wasserman, A. & Winer, M. (1997). *Mother-child and father-child psychotherapy: A manual for the treatment of relational disturbances in childhood.* Haifa: University of Haifa Department of Psychology (in Hebrew).

Bion, W. R. (1962). *A theory of thinking.* International Journal of Psycho-Analysis, 43, 306-310.

Bowen, M. (1978). *Family therapy in clinical practice.* New York: Aronson.

Bowlby, J. (1979). *The making and breaking of affectional bonds.* London: Tavistock Publications [dt. (1982). *Das Glück und die Trauer.* Stuttgart: Klett-Cotta].

Bowlby, J. (1980). *Attachment and loss, Vol. 3: Sadness and depression.* London: Hogarth Press and Institute of Psycho-Analysis [dt. (1983). *Verlust, Trauer und Depression.* Frankfurt a. M.: Fischer].

Brazelton, T. B. (1984). *To listen to a child.* New York: Adison-Wesley [dt. (1988). *Mein Kind verstehen.* München: Piper].

Brazelton, T. B. (1992). *Touchpoints.* New York: Guilford Press [dt. (1995). *Ein Kind wächst auf.* Stuttgart: Klett-Cotta].

Bretherton, I. (1987). New perspectives on attachment relationships: Security communication and internal working models. In Osofsky, J. D. (Ed.), *Handbook of infant development.* New York: Wiley, 1061-1100.

Byng-Hall, J. (1995). *Rewriting family scripts: Improvisation and systems change.* New York: Guilford Press.

Cicchetti, D. & Aber, J. (1986). Early precursors to later depression: An organizational perspective. In Lipsitt, L. & Rovee-Collier, C. (Eds.), *Advances in infancy, Vol. 4.* Norwood, NJ: Ablex, 87-137.

Clarke-Stewart, K. A. (1978). And daddy makes three: The father's impact on mother and young child. *Child Development, 49,* 466-478.

Cramer, B. (1992). *The importance of being baby.* New York: Addison-Wesley.

Cramer, B., Robert-Tissot, C., Stern, D. N., Serpa-Rusconi, S., De Muralt, H., Besson, G., Palacio-Espasa, E., Bachmann, J., Knauer, D., Berney, C. & D'Arcis, U. (1990). Outcome evaluation in brief mother-infant psychotherapy: A preliminary report. *Infant Mental Health Journal, 11,* 278-300.

Dunn, J. & Plomin, R. (1991). Why are siblings so different? The significance of differences in sibling experiences within the family. *Family Process, 30,* 271-284.

Emde, R. N. (1988a). Development terminable and interminable, I: Innate and motivational factors from infancy. *International Journal of Psycho-Analysis, 69,* 23-42.

Emde, R. N. (1988b). Development terminable and interminable, II: Recent psychoanalytic theory and therapeutic considerations. *International Journal of Psycho-Analysis, 69,* 283-286.

Emde, R. N. (1990). Mobilising fundamental modes of development: Empathic availability and therapeutic action. *Journal of the American Psychoanalytic Association, 38,* 881-913.

Emde, R. N. (1991). The wonder of our complex enterprise: Steps enabled by attachment and the effects of relationships on relationships. *Infant Mental Health Journal, 12,* 164-173.

Fivaz-Depeursinge, E., Stern, D., Burgin, D., Byng-Hall, J., Corboz-Warner, A., Lamour, M. & Lebovici, S. (1994). The dynamics of interfaces: Seven authors in search of encounters across levels of description of an event involving a mother, father and baby. *Infant Mental Health Journal, 15,* 69-89.

Fonagy, P. (1994). Mental representations from an intergenerational cognitive science perspective. *Infant Mental Health Journal, 15,* 57-68.

Fonagy, P. & Moran, G. (1991). Understanding psychic changes in child psychoanalysis. *International Journal of Psycho-Analysis, 72,* 25-32.

Fonagy, P., Steele, M., Moran, G., Steele, H. & Higgitt, A. (1993a). Measuring the ghost in the nursery: An empirical study of the relation between parents' mental representations of childhood experiences and their infants' security of attachment. *Journal of the American Psychoanalytic Association, 41,* 957-89.

Fonagy, P. , Moran, G., Edgcumbe, R., Kennedy, H. & Target, M. (1993b). The roles of mental representations and mental processes in therapeutic action. *Psychoanalytic Study of the Child, 48,* 9-47.

Fonagy, P. & Target, M. (1996a). A contemporary psychoanalytic perspective: Psychodynamic developmental therapy. In Hibbs, E. & Jensen, P. (Eds.), *Psychosocial treatment for child and adolescent disorders: Empirically based strategies for clinical practice.* Washington, DC: APA and NIH, 619-38.

Fonagy, P. & Target, M. (1996b). Playing with reality, I: Theory of mind and the normal development of psychic reality. *International Journal of Psycho-Analysis, 77,* 217-33.

Fonagy, P. & Target, M. (1997). Attachment and reflective function: Their role in self-organization. *Development and Psychopathology, 9,* 679-700.

Fraiberg, S., Adelson, E. & Shapiro, V. (1975). Ghosts in the nursery: A psychoanalytic approach to the problem of impaired infant-mother relationships. *Journal of the Amercian Academy of Child Psychiatry, 14,* 387-422.

Framo, J. L. (1992). *Family-of-origin therapy: An intergenerational approach.* New York: Brunner/Mazel.

Freud, A. (1965). *Normality and pathology in childhood.* London: Hogarth Press [dt. (1968). *Wege und Irrwege in der Kinderentwicklung.* Bern: Hans Huber].

Furman, E. (1992). *Toddlers and their mothers.* New York: International Universities Press.

Greenson, R. R. (1967). *The technique and practice of psychoanalysis.* New York: International Universities Press [dt. (1967). *Technik und Praxis der Psychoanalyse.* Stuttgart: Klett].

Gurman, A. & Kniskern, D. (Eds.) (1981). *Handbook of family therapy.* New York: Brunner/Mazel.

Haley, J. (1984). *Ordeal therapy.* New York: Jossey-Bass [dt. (1989). *Ordeal-Therapie.* Hamburg: ISKO Press].

Hinde, R. (1979). *Toward understanding relationships.* New York: Academic Press.

Hoffman, L. (1981). *Foundations of family therapy.* New York: Basic Books [dt. (1982). *Grundlagen der Familientherapie.* Hamburg: ISKO Press].

Horowitz, M. J. (1988). *Introduction to psychodynamics: A new synthesis.* New York: Basic Books.

Hurry, A. (Ed.) (1998). *Psychoanalysis and developmental therapy.* London: Karnac Books [dt. (2002). *Psychoanalyse und Entwicklungsförderung.* Frankfurt a. M.: Brandes & Apsel].

Kennedy, H. & Moran, G. (1991). Reflections on the aims of child psycho-analysis. *Psychoanalytic Study of the Child, 46,* 181-89.

Kohut, H. (1997). *The restoration of the self.* New York: International Universities Press [dt. (1979). *Die Heilung des Selbst.* Frankfurt a. M.: Suhrkamp].

Kohut, H. (1984). *How does analysis cure?* Chicago: University of Chicago Press [dt. (1987). *Wie heilt die Psychoanalyse?* Frankfurt a. M.: Suhrkamp].

Lieberman, A. F. & Pawl, J. (1993). Infant-parent psychotherapy. In Zeanah, E. (Ed.), *Handbook of infant mental health.* New York: Guilford Press, 427-42.

Mahler, M. S. (1968). *On human symbiosis and the vicissitudes of individuation.* New York: International Universities Press [dt. (1972). *Symbiose und Individuation.* Stuttgart: Klett].

Mahler, M. S., Pine, F. & Bergman, A. (1975). *The psychological birth of the human infant.* New York: Basic Books.

McDonough, S. (1993). Interaction guidance: Understanding and treating early infant-caregiver relationship disorders. In Zeanah, E. (Ed.), *Handbook of infant mental health.* New York: Guilford Press, 414-26.

Minuchin, S. (1974). *Families and family therapy.* Cambridge, MA: Harvard University Press [dt. (1977). *Familie und Familientherapie.* Freiburg i. Br.: Lambertus].

Minuchin, S. & Fishman, C. (1981). *Family therapy techniques.* Cambridge, MA: Harvard University Press [dt. (1983). *Praxis der strukturellen Familientherapie.* Freiburg i. Br.: Lambertus].

Moran, G. S. (1987). Some functions of play and playfulness: A developmental perspective. *Psychoanalytic Study of the Child, 42,* 11-29.

Muir, E. (1992). Watch, wait and wonder. *Infant Mental Health Journal, 13,* 319-28.

Palazzoli-Selvini, M., Bosolo, L., Cecchin, C. & Prata, O. (1978). *Paradox and counterparadox.* New York: Aronson [dt. (1977). *Paradoxon und Gegenparadoxon.* Stuttgart: Klett].

Papousek, H. & Papousek M. (1979). Early ontogeny of human social interaction. In von Cranach, M., Foppa, K., Lepenies, W. & Ploog, D. (Eds.). *Human ethnology: Claims and limits of a new discipline.* Cambridge: Cambridge University Press.

Patterson, G. R. (1980). *Coercive family processes.* Eugene, OR: Castalia.

Pedersen, F. A. (Ed.) (1980). *The father-infant relationship.* New York: Praeger.

Plomin, R. & Daniels, D. (1987). Why are children in the same family so different from one another? *Behavioural and Brain Sciences, 10,* 1-16.

Reisman, J. & Ribordy, S. (1993). *Principles of psychotherapy with children.* Lexington, MA: Lexington Books.

Rolf, J., Mosters, A. S., Cicchetti, D., Nuechterlein, K. H. & Weintraub, S. (Eds.) (1990). *Risk and protective factors in the development of psychopathology.* Cambridge: Cambridge University Press.

Sandler, J. (1976). Countertransference and role-responsiveness. *International Review of Psychoanalysis, 3,* 43-47.

Sandler, J. (1990). Internal objects and internal object relationships. *Psychoanalytic Inquiry, 10,* 163-81.

Sandler, J. (1994). Fantasy defence and the representational world. *Infant Mental Health Journal, 15,* 26-35.

Sandler, J., Kennedy, H. & Tyson, R. (1980). *The technique of child analysis: Discussions with Anna Freud.* London: Hogarth Press [dt. (1982). *Kinderanalyse: Gespräche mit Anna Freud.* Frankfurt a. M.: S. Fischer].

Sandler, J. & Sandler, A.-M. (1978). On the development of object relationships and affects. *Journal of Psycho-Analysis, 59,* 285-96.

Sandler, J. & Sandler, A.-M. (1992). Psychoanalytic technique and theory of psychic change. *Bulletin of the Anna Freud Centre, 15,* 35-51.

Sandler, J. & Sandler, A.-M. (1997). A psychoanlytic theory of repression and the unconscious. In Sandler, J. & Fonagy, P. (Eds.), *Recovered memories of abuse: True or false?* London: Karnac Books, 163-81.

Satir, V. (1967). *Conjoint family therapy.* New York: Science and Behavior Books [dt. (1973). *Familienbehandlung.* Freiburg i. Br.: Lambertus].

Sholevar, G., Burland, J., Frank, J., Etezady, M. & Goldsein, J. (1989). Psychoanalytic treatment of children and adolescents. *Journal of the American Academy of Child and Adolescent Psychiatry, 28.*

Slipp, S. (1993). *The technique and practice of object relations family therapy.* New York: Jason Aronson.

Stern, D. N. (1985). *The interpersonal world of the infant.* New York: Basic Books [dt. (1992). *Die Lebenserfahrung des Säuglings.* Stuttgart: Klett-Cotta].

Stern, D. N. (1991). Maternal representations: A clinical and subjective phenomenological view. *Infant Mental Health Journal, 12,* 174-86.

Stern, D. N. (1994). One way to build a clinically relevant baby. *Infant Mental Health Journal 15,* 36-54.

Sullivan, H. S. (1953). *The interpersonal theory of psychiatry.* New York: Norton [dt. (1980). *Die interpersonale Theorie der Psychiatrie.* Frankfurt a. M.: S. Fischer].

Target, M. & Fonagy, P. (1996). Playing with reality, II: The development of psychic reality from a theoretical perspective. *International Journal of Psychoanalysis, 77,* 459-79.

Vygotsky, L. S. (1978). *Mind in society.* Cambridge, MA: Harvard University Press.

Wachtel, E. & Wachtel P. (1986). *Family dynamics in individual psychotherapy.* New York: Guilford Press.

Watzlawick, P., Weakland, J. H. & Fisch, R. (1974). *Change: Principles of problem formation and problem solution.* New York: Norton [dt. (1974). *Lösungen: Zur Theorie und Praxis menschlichen Wandels.* Bern: Hans Huber].

Whitaker, C. & Napier, A. (1978). *The family crucible.* New York: Harper & Row [dt. (1982). *Die Bergers: Beispiel einer erfolgreichen Familientherapie.* Reinbek: Rowohlt].

Winnicott, D. W. (1965). *The maturational processes and the facilitating environment.* New York: International Universities Press [dt. (1974). *Reifungsprozesse und fördernde Umwelt.* München: Kindler].

Winnicott, D. W. (1971). *Therapeutic consultations in child psychiatry.* New York: Basic Books [dt. (1973). *Die therapeutische Arbeit mit Kindern.* München: Kindler].

Winnicott, D. W. (1982). *Playing and reality.* Harmondsworth: Penguin Books [dt. (1973). *Vom Spiel zur Kreativität.* Stuttgart: Klett].

# Register

Familientherapie, 54–55
*infant-parent psychotherapy*, 53
Mutter-Kind- und Vater-Kind-Psychotherapie, *siehe* dyadische Mutter-Kind- und Vater-Kind-Psychotherapie
trilaterales Modell, 55

reflexive Haltung, 45, 52, 56, 75, 77, 81, 93, 98, 159
Reisman, J., 55
Repräsentationen
Selbst- und Fremd-, 44, 49, 82
Rollenbeziehungsmodelle, 48, 50
Rollen-Responsiveness, 44, 52, 87

Sandler, A.-M., 45, 46, 70, 82
Sandler, J., 44, 45, 46, 49, 70, 75, 82, 87
Satir, V., 54
Schema
des Mit-jemandem-Zusammenseins, 51
Selbstheilungstendenzen, 56, 61, 79, 147
Selbst-Objekt, 75
Selbstregulation, 51, 103, 105, 115, 117, 153
Selbstrepräsentationen, 50, 60, 63, 70, 82, 89, 103, 161, *siehe auch* Repräsentationen, Selbst- und Fremd-
Sholevar, G., 54
Spiel, 50, 71, 85, 98
«Spiele ohne Ende», 55
spielerische Haltung/Atmosphäre, 71, 74, 85
Spitz, R., 49
Stern, D., 45, 49, 51
Sullivan, H., 49
symptomatische interaktive Sequenzen, 53

Target, M., 52, 73

Technik des Beobachtens, Abwartens und Reflektierens *(watching, waiting, wondering)*, 53
Therapeut als neues Objekt, 71
Therapeut-Eltern-Beziehung
Ausbau blockierter Fähigkeiten, 46, 60, 70–72, 74, 77, 93
Bestätigung der Eltern in ihren Rollen, 43, 71, 73
realistischer Umgang mit Fähigkeiten, 62, 69, 79, 88, 93
Zusammenarbeit, 45, 62, 69, 84, 97
therapeutische Interventionen
Benennen, 47, 56, 73
Förderung der Kokonstruktion neuer Verhaltensmuster und Bedeutungen, 44, 78, 85, 86, 97, 103, 143
Förderung der Kommunikation in den Dyaden, 73, 78, 141
Förderung des Ausdrucks und der reflektierenden Selbst- und Fremdbeobachtung, 43, 70, 74, 78, 93
Interpretieren, 44, 76, 114
Konzentration auf bestehende Beziehungen, 44, 57, 75, 94
Sorgen für eine sichere Umgebung, 43, 74–75, 98, 144
transmutierende Verinnerlichung, 87
triadische Beziehungen, 54

Übertragungs-Gegenübertragungs-Interaktion, 75–76

Vater
Einfluss, 51
Vygotsky, L., 88

Wachtel, E., 54
Wachtel, P., 54
*watching, waiting, wondering*, 53